高职高专检验专业实训教材

医学检验综合实训

主　编　曹元应　严家来

副主编　高　霞　张发苏

编　者（以姓氏笔画为序）

王文明（合肥艾迪康临床检验所有限公司）

闫　波（安徽医学高等专科学校）

宇芙蓉（安徽医学高等专科学校）

严家来（安徽医学高等专科学校）

陈雨京（安徽医学高等专科学校）

陈正徐（合肥市第二人民医院）

张建军（安徽医学高等专科学校）

张发苏（安徽医学高等专科学校）

杨勇麟（安徽医学高等专科学校）

孟德娣（安徽医学高等专科学校）

房功思（安徽医学高等专科学校）

胡万富（安徽省疾病预防控制中心）

徐元宏（安徽医科大学第一附属医院）

徐素仿（安徽省第二人民医院）

高　霞（安徽医学高等专科学校）

曹元应（安徽医学高等专科学校）

楼　研（安徽医学高等专科学校）

潘　锋（杭州师范大学附属医院）

东南大学出版社
SOUTHEAST UNIVERSITY PRESS
·南京·

图书在版编目(CIP)数据

医学检验综合实训 / 曹元应,严家来主编. — 南京:
东南大学出版社,2014.2 (2021.2 重印)
ISBN 978-7-5641-3316-0

Ⅰ. ①医… Ⅱ. ①曹… ②严… Ⅲ. ①医学检验
Ⅳ. ①R446

中国版本图书馆 CIP 数据核字(2014)第 023040 号

医学检验综合实训

出版发行	东南大学出版社	
出 版 人	江建中	
社 址	南京市四牌楼 2 号	
邮 编	210096	
经 销	江苏省新华书店	
印 刷	南京工大印务有限公司	
开 本	787 mm×1 092 mm 1/16	
印 张	9.25	
字 数	233 千字	
版 次	2014 年 2 月第 1 版 2021 年 2 月第 3 次印刷	
书 号	ISBN 978-7-5641-3316-0	
定 价	22.00 元	

﹡本社图书若有印装质量问题,请直接与营销部联系,电话:025—83791830。

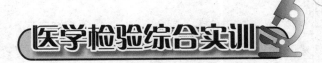

前 言

　　《医学检验综合实训》是对医院检验科各专业组工作任务进行分析，按照"项目引领，任务驱动"的思路组织编写的，具有较强的实践性。其使用对象主要是医学检验专业的在校生，也可以用于医院检验科人员岗前培训或在职培训。

　　本书涉及医学检验专业的核心技能，涵盖临床检验基础、生物化学检验技术、免疫学检验技术、微生物学检验技术、血液学检验技术等岗位操作技能，对提高学生实践操作能力起到很好的促进作用。在学生掌握基本检验技能的基础上，瞄准医学检验临床岗位技能要求和任务，综合医学检验基本理论的应用，突出医学检验技能的综合训练，选择目前医院检验科各亚专业最基本、最重要的常规检验项目作为实训内容。本书用于医学检验专业学生进入实习岗位前的综合实训，有助于缩短学生进入临床岗位的适应期，做到"校院"（学校和医院）的无缝对接。

　　本书编写模式新颖独特，内容重点突出，实用性强；注重学生动手能力的培养，提高分析问题和解决问题的能力；贯穿医学检验技能操作的科学性和规范性，并注重与临床检验技术职业资格考试的衔接。

　　参加本书编写的人员是具有多年的教学及临床工作经验的教师，具有教学和临床"双师"职称，同时还邀请了行业内知名专家一同参与。

　　限于编者水平有限及时间仓促，敬请使用本书的教师、学生和临床医务工作者对本教材在内容和文字上的疏漏或错误不吝批评指正，以便我们进一步修改完善。

曹元应　严家来

2013 年 10 月

医学检验综合实训

目 录

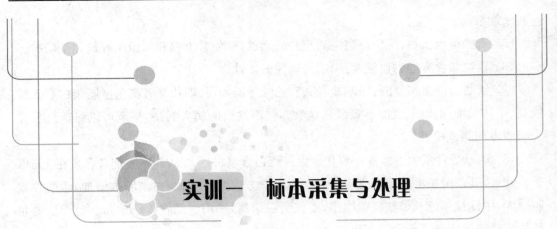

实训一　标本采集与处理

检验结果是临床医师在诊疗过程中所需要的重要信息,临床医师可以根据这些检验结果及病人的临床情况来区分疾病的不同阶段,观察疾病的变化,判断预后或观察疗效。为保证检验结果的准确性而采取的质量控制措施可以划分为分析前、分析中、分析后三个阶段。有研究发现分析前因素对检验结果的影响超过 50%,所以分析前阶段样本的质量保证是直接关系到检验结果能否真实客观地反映患者当前病情的一个重要环节。

一、病人准备

1. **运动状态**　一般需在安静状态下采集标本。如患者处于高度紧张的状态时,可使血红蛋白、白细胞增高。由于劳累或受冷等刺激,也可见白细胞的增高。运动能影响许多项目的测定结果。活动的影响可分暂时和持续性两类。暂时性影响,如使血浆脂肪酸含量减少,丙氨酸、乳酸含量增高。持续性影响,如激烈运动后使肌酸激酶(CK)、乳酸脱氧酶(LDH)、丙氨酸氨基转移酶(ALT)、门冬氨酸氨基转移酶(AST)和血糖(Glu)等的测定值升高,有些恢复较慢,如 ALT 在停止运动 1 小时后测定,其值仍可偏高 30%～50%。

2. **饮食因素**　多数试验要求在采血前禁食 12 小时,因为饮食中的不同成分可直接影响实验结果。

(1) 餐后血液中甘油三酯(TG)、丙氨酸氨基转移酶(ALT)、血糖、尿素氮、钠等均可升高,进食高蛋白或高核酸食物,可以引起血中的尿素氮(BUN)和尿酸(UA)的增高。进食高脂肪食物后采集的血液样本,其血清会出现浑浊,可影响许多检验测定的正确性,甚至喝带咖啡的饮料,可引起淀粉酶(AMY)、门冬氨酸氨基转移酶(AST)、丙氨酸氨基转移酶(ALT)、碱性磷酸酶(ALP)等升高。但空腹时间过长,会使 Glu、蛋白质降低,而胆红素升高。

(2) 高脂餐后 2～4 小时采血,多数人 ALP 含量增高,主要来自肠源性同工酶。

(3) 高蛋白质餐使血浆尿素、血氨增加,但不影响肌酐含量。

(4) 高比例不饱和脂肪酸食物,可减低胆固醇含量;香蕉、菠萝、番茄可使尿液 5-羟

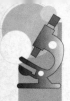

色胺增加数倍。

（5）含咖啡因饮料,可使血浆游离脂肪酸增加,并使肾上腺和脑组织释放儿茶酚胺。

（6）食物如含有动物血液,可引起粪隐血假阳性。

（7）饮酒后使血浆乳酸、尿酸盐、乙醛、乙酸等增加,长期饮酒者高密度脂蛋白胆固醇偏高、平均血细胞体积增加、谷氨酰转肽酶亦较不饮酒的病人为高,甚至可以将这三项作为嗜酒者的筛选检查。

（8）烟草吸食量大者血液一氧化碳血红蛋白含量可达 8%,而不吸烟者含量在 1% 以下。此外,儿茶酚胺亦较不吸烟者为高。血液学方面亦有变化:白细胞数增加,嗜酸粒细胞减少,中性粒细胞及单核细胞增多,血红蛋白偏高,平均红细胞体积偏高。吸烟组血浆硫氰酸盐浓度明显高于非吸烟组。

3. 药物影响　药物对检验的影响非常复杂,在采样检查之前,以暂停各种药物为宜,如某种药物不可停用,则应了解可能对检验结果产生的影响。庆大霉素、氨苄青霉素可使丙氨酸氨基转移酶活性增高,咖啡因可使胆红素增加,维生素 C 可使血糖、胆固醇、甘油三酯、尿酸严重降低。

4. 体位因素　体位影响血液循环,由于血液和组织间液因体位不同而平衡改变,则细胞成分和大分子物质的改变较为明显。例如由卧位改为站位,血浆白蛋白、总蛋白、钙、总胆固醇及甘油三酯、胆红素、酶等浓度增高;血红蛋白、红细胞比积、红细胞等亦可增加。由于体位的因素,在确立参考值时,应考虑门诊和住院病人可能存在的结果差异,故采集标本时要注意保持正确的体位和保持体位的一致性。

5. 生理节律　病人准备还应考虑病人的生物钟规律,特别是激素水平分析。如女性生殖激素与月经周期密切相关;胆固醇则在经前期最高,排卵时最低;纤维蛋白原在经前期最高,血浆蛋白则在排卵时减少。生长激素于入睡后会出现短时高峰。胆红素、血清铁以清晨最高;血浆蛋白在夜间降低;血钙离子往往在中午出现最低值。故采血时间应在相同时间进行。

二、标本采集

标本采集是直接关系检验结果的基本要素,如果标本采集不当,即使最好的仪器设备也难以弥补在采集标本时引起的误差和错误。现将各种标本的采集要点分述如下:

（一）血液采集方法及注意事项

1. 采静脉血时止血带绑扎过久,可引起误差。如以绑扎 1 分钟的样品结果为基数,则绑扎 3 分钟,可使血浆总蛋白增加 5%、胆固醇增加 5%、铁增加 6%、胆红素增加 8%,乳酸则不能使用止血带。

2. 血清标本应避免溶血。许多物质红细胞内和血清中(血浆)的含量是不一样的,如 ALT 红细胞内比血清高出数倍,血钾、AST 高出几十倍,而 LDH 则高出百倍以上,一旦溶血,特别是严重溶血,造成血清(浆)中这些物质的测定值增高,干扰测定结果。

3. 要特别注意采血不能在输液的同侧进行,更应杜绝在输液管内采血,因输液成分会影响检测结果,使相应的结果偏高(如输 K^+、葡萄糖时,可使所测 K^+、血糖明显增高),或使血液稀释而致结果偏低。细胞培养的样品要采用无菌技术,防止污染。

4. 标本采集后,必须在试管或容器上贴上检验申请单号码,住院病人应有床号、姓名,且应当场核对无误。

5. 采血顺序 血培养→血凝管→血常规管→血沉管→生化及其他管(血常规管不要在第一管采血,本次采血只有血常规项目除外)(图 1-1)。

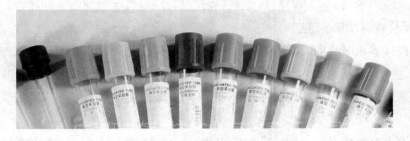

图 1-1 各种抗凝管

①血细胞分析:专用管抽血 2 ml,轻微颠倒 8 次(下同,图 1-2),紫色管;②血沉:即抽即送,及时摇匀,抗凝剂与血液的比例为 1∶4,内含 0.4 ml 抗凝剂,抽血至 2 ml,轻轻混匀,黑色管;③凝血四项:放置时间不宜超过半小时,及时摇匀,抗凝剂与血液比例为 1∶9,内含 0.2 ml 抗凝剂,抽血至 2 ml,轻轻混匀,蓝色管;④生化标本,一般应空腹抽血,电解质要另抽一支,3 ml,速凝管,红色管;⑤免疫标本,3 ml,速凝管,红色管;⑥输血标本,速凝管采血 3 ml,红色管。

必须指出的是,血标本采集时压迫时间不要过长,切忌在输液的同侧采血,杜绝在输液管内采血。需要抗凝的标本(凝血、血常规、血沉)要立即轻微颠倒 5 次混匀,避免标本溶血,贴好标签,尽快送检。

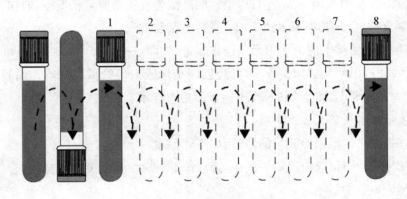

图 1-2 血常规抗凝管混匀示意图

(二)粪便标本收集方法及注意事项

1. 标本的收集、存放与运送的得当与否,直接关系到检验结果的准确性。应采取新鲜粪便,盛于洁净、干燥、无吸水性的有盖容器内,不得混有尿液、水或其他物质,以免破

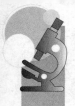

坏有形成分,使病原菌死亡和污染腐生性原虫、真菌孢子、植物种子、花粉易混淆检验结果。

2. 采集标本时应用干净竹签选取含有黏液、脓血等病变成分的粪便;外观无异常的粪便需从表面、深处及粪端多处取材,其量至少为大拇指末段大小(约 5 g)。

3. 标本采集后一般情况应于 1 小时内检查完毕,否则可因 pH 及消化酶等影响导致有形成分破坏分解。

4. 查痢疾阿米巴滋养体时应从脓血和稀软部分取材,于排便后立即送检。寒冷季节标本传送及检查时均需保温。

5. 检查日本血吸虫卵时,应取黏液、脓血部分,孵化毛蚴时至少留取 30 g 粪便,且需尽快处理。

6. 检查蛲虫卵须用透明薄膜拭子于晚 12 时或清晨排便前自肛门周围皱襞处拭取并立即镜检。

7. 找寄生虫虫体及做虫卵计数时应采集 24 小时粪便,前者应从全部粪便中仔细搜查或过筛,然后鉴别其种属;后者应混匀后检查。

8. 对某些寄生虫及虫卵的初步筛选检验,应采取"三送三检",因为许多肠道原虫和某些蠕虫卵都有周期性排出现象。

9. 隐血试验,应连续检查 3 天,选取外表及内层粪便,应迅速进行检查,以免因长时间放置使隐血反应的敏感度降低。

10. 粪胆原定量检查应连续收集 3 天的粪便,每天将粪便混匀称重后取出约 20 g 送检。查胆汁成分的粪便标本不应在室温中长时间放置,以免阳性率减低。

11. 脂肪定量检查时,应先食定量脂肪食,每天进食脂肪 50～150 g,连续 6 天。从第 3 天起,收集 72 小时粪便,也可定时口服色素(刚果红),作为留取粪便的指示剂,将收集的粪便混合称量,从中取出 60 g 左右送检。简易法为在正常膳食情况下,收集 24 小时的全部粪便,混合称量,从其中取出约 60 g 送检,测脂肪含量。

12. 细菌检验用标本应全部用无菌操作收集,立即送检。

13. 无粪便排出而又必须检查时,可经肛门指诊或采便管拭取标本。灌肠或服油类泻剂的粪便常因过稀且混有油滴等而不适于做检查标本。

(三)尿液标本收集及注意事项

1. 尿液的收集　根据检验目的,常用如下尿标本:

(1)首次晨尿:即留取清晨第一次尿,因较浓缩、条件恒定、便于对比,适合住院病人,能真实地反映肾脏病情况。

(2)随机尿:不为条件所限,适于门诊、急诊病人,但受多种因素的影响,有形成分的浓度较低。

(3)午后尿:午餐后 2 小时尿中尿胆原和糖含量高,适于这两种成分的检验,可提高阳性检出率。

（4）12 小时尿：头晚 8 时排空膀胱并弃去此次尿液，再收集至翌日晨 8 时前的全部尿液，适用于 Addis 尿沉渣计数。

（5）3 小时尿：收集清晨 5～8 时尿标本，用于 1 小时尿沉渣计数。

（6）24 小时尿：适于代谢产物 24 小时定量测定，如尿蛋白、糖、钠、钾、氯、钙、尿酸、17-羟皮质醇和 17-酮皮质醇等。应准确地收集 24 小时尿液并测尿量，从混匀尿液中采集 100～200 ml 送检。收集 24 小时尿液应根据检验目的加入适当防腐剂。24 小时尿液沉渣还可用于找抗酸杆菌。

（7）特殊体位采集尿标本：如分别采集直立或运动后尿标本与平卧 8 小时后尿标本，对体位性蛋白尿、运动性血尿诊断有帮助。

（8）下午 2 点钟至 4 点钟留取尿标本：适于尿胆原检查。

（9）清洁尿（中段尿、导尿、膀胱穿刺尿等）：适于细菌培养，应注意无菌操作。

2. 尿液采集注意事项

（1）应用清洁、干燥容器，最好为一次性容器，防止日照与污染。

（2）采集尿液量：尿常规与一般定性检查留取尿液约 100 ml。

（3）尿标本要新鲜，留取后立即送检。放置 4 小时以上尿中成分可发生变化，如红细胞、白细胞溶解等。

（4）尿标本要防止月经血、白带、精液、前列腺液、粪便、烟灰等异物混入。为此，女性应避免月经期验尿。女性患者先要清洁外阴部，用 0.1％苯扎溴铵溶液浸过的棉球擦洗外阴部并消毒尿道口。一般检查留取晨起第一次清洁中段尿，做细菌培养者应先做尿道口局部消毒处理并注意无菌操作。

（5）尿胆原等化学物质因光分解或氧化，需要避光。

（四）痰液标本的采集

痰液是气管、支气管及肺泡分泌物的总称，主要是由呼吸道的黏液腺和杯状细胞所分泌的黏液并混有呼吸道的一些脱落物和上呼吸道细菌等组成。检查痰液有助于呼吸系统疾病的诊断和鉴别诊断。

留取痰液标本的方法有自然咳痰法、气管穿刺吸取法、经支气管镜抽吸法等。根据检查目的而异：①一般检查以清晨用清水漱口后咳出气管深处的第一口痰为宜；②做细菌培养，应先用灭菌水漱口，咳痰后置无菌容器及时送检，以免细菌和细胞自溶；③做漂浮或浓集结核杆菌检查时，需留 12～24 小时痰液；④对于小儿，可用消毒棉拭子刺激喉部引起咳嗽反射，用棉拭子刮取标本送检；⑤做 24 小时痰量和分层检查时，应咳痰于无色广口瓶中，可加少许苯酚以防腐；⑥做细胞学检查时，嘱病人用力将喉内的头两口痰咳出弃去，然后咳出至少 5～6 口痰（总量约 5 ml 左右）送检。

（五）体腔积液标本的采集

在无菌条件下由医生行穿刺术采集标本，立即送检。标本可分为三份，每份 1～2 ml，分别置于：①透明玻璃管：观察一般性状和凝固性；②抗凝管内（肝素抗凝）：进行显

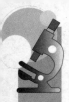

微镜检查和化学检查;③无菌管内:进行微生物学检查。

（六）细菌学检验标本

1. 血液（及骨髓）标本细菌学检验

（1）采血部位:采血部位通常为肘静脉。疑为亚急性心内膜炎的病人,以肘动脉或股动脉采血为宜。疑为细菌性骨髓炎或伤寒病人,在病灶或髂前（后）上棘处严格消毒后抽取骨髓。采血时要求严格无菌操作,防止皮肤正常菌群污染。

（2）采集方法:静脉采血,以无菌操作方法抽取血液后,直接注入血培养瓶中,轻轻颠倒混匀,以防血液凝固。如果同时做需氧培养和厌氧培养,应先将标本接种到厌氧瓶中,再注入需氧瓶,严格防止将空气注入厌氧瓶中。

（3）采血量:采血量一般以增菌培养液体积的 1/10 为宜,成人 8～10 ml/瓶,儿童 1～5 ml/瓶。骨髓采血量为 1～2 ml/瓶。

（4）采血时间及血培养份数:采集血液标本培养应尽量在使用抗菌药物之前进行,用药前 24 小时内采集 2～3 次血液标本,可使细菌检出率高达 99％。对间歇性寒战或发热的病人,应在寒战或体温高峰到来之前 0.5～1 小时采血,亦可在寒战或发热后 1 小时采集血液标本。

特殊感染患者采血培养时应遵循以下原则:①可疑急性发热性菌血症、败血症患者,应在使用抗菌药物之前,24 小时内从不同部位采集 2～3 份血液标本培养;②可疑细菌性心内膜炎患者,在 1～2 小时内采集 3 份血标本培养,如果 24 小时后阴性,再采集 2 份血标本培养;③不明原因发热患者,先采集 2～3 份血标本,24～36 小时后体温升高之前,再采集 2 份血标本进行培养;④可疑菌血症但血培养持续阴性时,应改变血培养方法,以获得罕见或苛养的微生物。

（5）标本运送与保存:含血样的培养瓶应立即送往实验室;不能及时送检的标本,应将其放在室温,切忌放冰箱存放,因为某些苛氧菌可在低温环境中死亡,而使培养阳性率下降。

2. 脑脊液标本细菌学检验

（1）标本采集:脑脊液多由临床医生采集,通过腰穿法无菌操作采集脑脊液 1～2 ml,盛于无菌试管或小瓶中。

（2）标本运送与保存:收集到的脑脊液标本应立即送检,15 分钟内送到实验室,同时注意保温。不可置于冰箱保存,否则会使一些细菌死亡（如脑膜炎奈瑟菌、肺炎链球菌和嗜血杆菌）,影响细菌的检出率。

3. 尿液（泌尿、生殖道）标本细菌学检验

（1）采集方法:最好留取早晨清洁中段尿标本,首先用肥皂水清洗会阴部及尿道口,再用清水冲洗,嘱患者排弃前段尿液,收集中段尿 10～20 ml 直接排入专用的无菌容器中,加盖立即送检。该方法是最常用的尿液标本收集方法。此外,还可根据需要采用直接导尿采集法、膀胱穿刺法及留置导尿管 24 小时尿收集法等。

（2）标本运送与保存：尿液标本采集后应立即送检、及时接种，室温下保存时间不能超过 2 小时，4 ℃冷藏时间不能超过 8 小时，否则尿液细菌迅速繁殖，使尿中细菌计数不准确。但疑为淋病奈瑟菌感染患者的标本不能冷藏保存。

4. 粪便标本细菌学检验

（1）采集方法：粪便标本多采用自然排便法，特殊情况下可采用直肠拭子法。

①自然排便法：患者用药前自然排便后，采集有脓血、黏液部分粪便 2～3 g，外观无异常的粪便应从粪便不同部位取材，液体粪便取絮状物，盛于无菌容器或保存液中送检。

②直肠拭子法：对于不易获得粪便，或排便困难的患者，可采用直肠拭子法采集，将拭子前端用无菌甘油或盐水湿润，然后插入肛门 4～5 cm（幼儿 2～3 cm）处，轻轻在直肠内旋转，擦取直肠表面黏液后取出，盛入无菌试管或保存液中送检。

（2）标本运送与保存：粪便标本应立即送检，如不能立即送检，放入 Cary‐Blair 运送培养基或 pH 7.0 的磷酸盐甘油（0.033 mol/L PBS 与等体积的甘油混合）中运送和保存。

5. 痰液（呼吸道）标本细菌学检验

（1）采集方法：痰液标本最好在应用抗菌药物之前采集，以晨痰最好，主要有自然咳痰法、支气管镜采集法、胃内采痰法、小儿采痰法和气管穿刺法等。

①自然咳痰法：为最常用的采集痰液方法，留取标本前，嘱病人用清水漱口数次，然后将痰吐入无菌带盖的痰杯中。对无痰或少痰的病人可采用雾化吸入加温至 45 ℃的 10% NaCl 水溶液，使痰液易于排出。对咳痰少的幼儿，可轻压胸骨上部的气管，促进痰液的排出。

②支气管镜采集法：用气管镜在肺部病灶附近用导管吸引或者用支气管刷直接取材。因患者不易接受，故不常用。

③胃内采痰法：无自觉症状的肺结核病人尤其婴幼儿不会咳嗽，有时将痰误咽入胃中，可采集胃内容物做结核分枝杆菌培养。清晨空腹时将胃管插入患者胃内抽取胃液送检。

④小儿取痰法：用弯压舌板向后压舌，用棉拭子深入咽部，小儿受到刺激咳嗽时，可咳出肺部或气管分泌物粘在拭子上。

⑤气管穿刺法：主要用于厌氧培养。

（2）标本运送与保存：痰液标本采集后应立即送检，以防止某些细菌在外环境中死亡。做结核分枝杆菌和真菌培养的标本不能及时送检时，可放 4 ℃冰箱中保存，以免杂菌生长。

6. 脓液（病灶分泌物）标本细菌学检验

（1）采集方法

①开放性脓肿：先用无菌生理盐水冲洗表面的脓液或分泌物，用无菌棉拭子取病灶深部的脓液及分泌物。

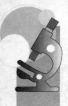

②闭锁性脓肿:先用2.5%的碘酊和75%的医用乙醇消毒周围皮肤,再用注射器穿刺抽取或手术引流的方法采取。若疑为厌氧菌感染,取材后立即排尽注射器内空气,将针头插入无菌橡皮塞内送检。

③大面积烧伤的创面分泌物:用无菌棉拭子采集多部位创面的脓性分泌物,放入无菌容器中送检。也可将蘸有脓液的最内层敷料放入无菌平皿送检。

(2)标本运送与保存:采集后的标本应立即送检。如不能立即送检,置于4 ℃冰箱保存(但培养淋病奈瑟菌和脑膜炎奈瑟菌的标本除外)。

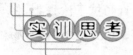

1. 采用真空负压采血管的种类及用途。

2. 溶血标本对哪些检验结果产生影响?

3. 标本及时送检与正确保存的意义。

(张发苏　严家来)

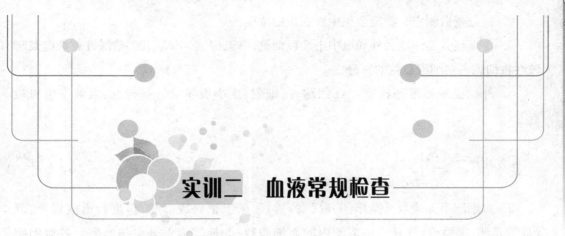

实训二　血液常规检查

一、血液常规检查（手工法）

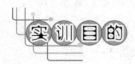

血液常规检查（blood routine test，BRT）也称血液一般检验或全血细胞计数（complete blood count，CBC），是血液检验中最基础和最常用的检查项目。分为传统的手工基本项目检查（红细胞计数和血红蛋白测定、白细胞计数和白细胞分类计数）和血细胞分析仪多参数检查，具有广泛的临床应用：①协助疾病的诊断和鉴别诊断；②病情观察及预后判断；③某些疾病治疗的监护；④术前准备；⑤协助传染病及职业病的调查。

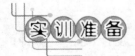

双目电光源显微镜、改良牛鲍氏计数板、721 或 722 分光光度计（含比色杯）、一次性微量吸管、真空负压采血管（含配套一次性采血针头）、一次性采血针、小试管、消毒棉签、75％医用酒精、医用纱布、吸水纸、压脉带、采血垫枕、载玻片、洗耳球、移液管、血细胞稀释液（红细胞用、白细胞用、血小板用）、文齐氏转化液、瑞氏染色液、显微镜清洁剂、香柏油、血细胞分析仪、联机电脑及相应配套试剂（稀释液、溶血素、清洗液等）、记录纸、笔等。

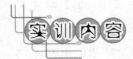

1. 血细胞手工计数　白细胞、红细胞、血小板。

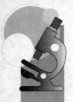

2. 血红蛋白测定　　测定全血中血红蛋白浓度。

3. 白细胞分类计数　　外周血中中性粒细胞、淋巴细胞、单核细胞、嗜酸性粒细胞及嗜碱性粒细胞占白细胞总数的百分比。

4. 外周血细胞形态检查　　红细胞、白细胞、血小板异常形态检查、血液寄生虫检查等。

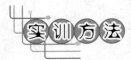

1. 血细胞手工计数　　操作：①取稀释液；②采末梢血或静脉血，进行血液稀释，混匀；③充池；④镜检，计算一定范围内的血细胞数；⑤换算成每升血细胞数。各血细胞计数方法的比较见表 2-1。

表 2-1　三种细胞手工计数方法的比较

细胞种类	计数原理	稀释液	稀释倍数	计数范围	计算公式
白细胞	将血液稀释一定的倍数，计数一定范围内的血细胞数，经换算求得每升血液中的血细胞数量	2%冰醋酸	20	四角四个大方格	$N/20 \times 10^9/L$
红细胞		Hayem 液	200	中央大方格内五个中方格	$N/100 \times 10^{12}/L$
血小板		10 g/L 草酸铵溶液	20	同红细胞	$N \times 10^9/L$

2. 白细胞分类计数和细胞形态检查　　操作：①采末梢血或静脉血；②推制血涂片 2~3 张；③选择较好的一张进行瑞氏染色；④干燥后，在显微镜下分类计数 100 个白细胞，计算报告百分比，并观察红细胞、白细胞、血小板异常形态检查并注意有无血液寄生虫等。

3. 血红蛋白测定（HiCN 法）　　操作：①开启 721 或 722 分光光度计预热 20 分钟；②取转化液 5 ml 置于中型试管；③采末梢血 20 μl，混匀，放置 5 分钟；④调整分光光度计波长为 540 nm，用转化液调"零"，测定待测品的吸光度值（A）；⑤计算，Hb(g/L)＝KA（K 值为换算系数，理想条件下 K 值为 366.7，也可根据标准品，绘制标准曲线，计算 K 值）。

4. 注意事项

（1）注意基本信息，如姓名、性别、年龄、科室、临床诊断的相关资料等。

（2）标本类型和检查项目，血常规检查标本一般为全血抗凝标本，抗凝剂为 EDTA-K_2（紫色帽），有时医生对项目和方法有特殊要求，如血小板手工计数。

（3）消除待检者生理因素如年龄、性别、运动、情绪、饮食、药物等对结果的影响，标本采集顺利，一针见血。

(4) 标本编号,及时检验,防止张冠李戴,注意日期和签名,防止差错。

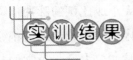

填写或粘贴检验报告单。

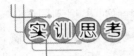

1. 外周血检验血液寄生虫有哪些?有哪些方法?

2. 外周血中核象如何判断?有何价值?

3. 外周血细胞形态检查的意义有哪些?

4. 正确看待白细胞参数:白细胞参考范围是$(4.0\sim10)\times10^9$/L,但大多数"健康"人群在$(5.0\sim7.0)\times10^9$/L 范围。如某患者潜在炎症、感染、坏死、结缔组织病变等,检查结果为 9.0×10^9/L,虽然还处于正常范围,但也说明增高,如果白细胞分类中中性粒细胞增多,更能说明机体对病原的刺激产生了反应。类似的情况还有白细胞不增型的类白血病反应(leukomoid reaction,LR),虽然白细胞总数未增高,但外周血白细胞幼稚化,出现明显的核左移(shift to the left)。

(严家来 徐素仿)

二、全自动血液细胞分析仪检查(BC－5180型)

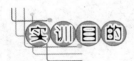

掌握全自动血液细胞分析仪的原理、使用方法等。熟悉血液白细胞计数及分类,红细胞计数,血小板计数,血红蛋白测定,红细胞压积,红细胞体积分布宽度,平均红细胞血红蛋白含量,平均红细胞血红蛋白浓度,平均红细胞体积,血小板体积分布宽度、平均血小板体积和血小板压积等直方图、散点图的检验意义。

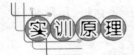

1. 电阻抗法原理 本分析仪利用库尔特原理红细胞/血小板计数以及白细胞/嗜碱性粒细胞等进行检测。检测样本经过二次稀释后进入白细胞检测单元。检测单元有一个小的开口,叫做检测小孔。小孔两侧有一对正负电极,连接恒流电流。由于细胞具有不良导体的特性,稀释样本中的细胞在恒定的负压的作用下通过检测小孔的时候,电极间的直流电阻就会发生变化,从而在电极两端形成一个同细胞体积大小成比例的脉冲信号。当细胞连续地通过小孔,就在电极两端产生一连串的电脉冲,脉冲的个数与通过小孔的细胞数相当,脉冲的幅度与细胞的体积成正比。将采集到的电脉冲放大后与正常的白细胞/嗜碱性粒细胞体积范围所对应的通道电压阈值相比较,计算出电脉冲幅度落在白细胞/嗜碱性粒细胞通道内的电脉冲个数。由此,所有采集到的电脉冲根据不同的通道电压阈值进行分类,落在白细胞/嗜碱性粒细胞通道内的电脉冲个数就是白细胞/嗜碱性粒细胞的个数。依据脉冲电压幅度划分的每一个通道范围内的细胞个数决定了细胞的体积分布。用横坐标表示细胞体积、纵坐标表示细胞相对数量的二维图就是反映细胞群体分布情况的直方图。

2. 激光流式细胞计数原理　当一定的血细胞被吸入并经过特定量的试剂作用后,血样经喷嘴注入充满稀释液的圆锥形的流动室中。在稀释液形成的鞘液包裹下,细胞单个排列成行地穿过流动室的中央。当悬浮在鞘液中的血细胞经过二次加速后通过激光检测区时,血细胞受到激光束的照射,产生的散射光性质与细胞大小、细胞膜和细胞内部结构的折射率有关。低角前向散射光反映了细胞的大小,高角前向散射光则反映细胞的内部精细结构和颗粒物质。光电二极管接收这些散射光信号并将其转化为电脉冲,根据采集到的这些电脉冲数据,可以得到血细胞大小及细胞内部信息的二维分布图,称为散点图,横坐标反映细胞的内部复杂度信息,纵坐标反映细胞的体积。

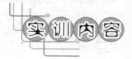

（一）单样本测定。

（二）多样本连续测定。

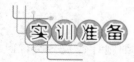

全自动血液细胞分析仪 BC - 5180 或 BC - 5380 血液细胞分析仪专用试剂：M - 53D 稀释液；M - 53LEO（Ⅰ）溶血剂；M - 53LEO（Ⅱ）溶血剂；M - 53LH 溶血剂；M - 53 清洁液；M - 53P 探头清洁液。所有试剂应参照试剂的使用说明进行保存,变质、超过效期的所有试剂不能使用,采血针、EDTA - K_2 抗凝管（紫色帽）、一次性负压采血针、压脉带、试管架、75%医用乙醇、碘酒、打印纸、记号笔、一次性手套。

实训方法

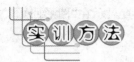

1. 开机前准备　检查试剂是否足量,废液桶是否为空,管路、电路、打印机连接是否正常。

2. 开机和用户登录(图2-1)　将主机左侧的"0/1"电源开关置于"1",电源开关亮,并确认主机上的指示灯亮,打开外置计算机和显示器,进入操作系统后,双击"BC-5180血液分析仪"图标,运行已安装的配套软件,软件启动后,在弹出的登录对话框中,输入123用户名和123密码后,点击"确定"开始执行开机初始化操作,初始化完毕后,可进入"图形回顾界面",以查看开机本地的检测结果。

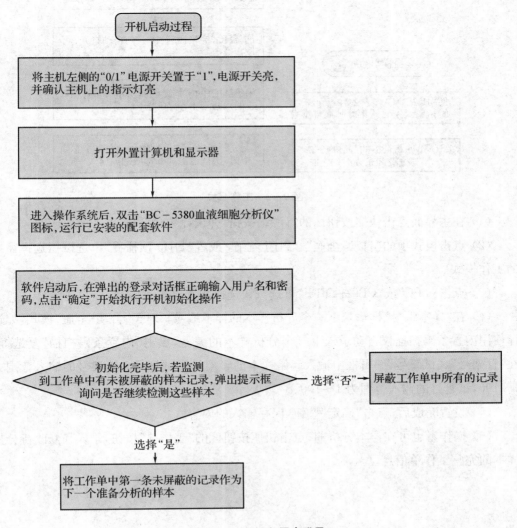

图2-1　开机和用户登录

3. 本地检查　在主界面点击快捷按钮区的"图形回顾"按钮,检查显示在"图形回顾"界面的本地结果是否满足以下要求。

4. 每日质控　在进行样本分析前,每日需对分析仪进行质控分析。

5. 选择工作模式　见图2-2、图2-3。

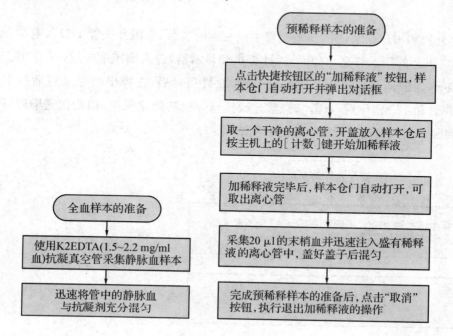

图2-2　工作模式

（1）在主界面点击快捷按钮区的"计数"按钮,弹出计数对话框。

（2）点击模式项的"自动-全血"、"封闭-全血"或者"封闭-预稀释"单选按钮选择需要的工作模式。

（3）点击"CBC"或"CBC+DIFF"单选按钮选择测量模式。

（4）在"样本编号"框输入下一个分析样本的样本编号。对于"自动-全血"模式,如选择使用内置条码扫描仪自动录入下一个分析样本的编号,点击"内置条码扫描"复选框,在"管架号"、"试管号"编辑框中输入起始样本的管架号和试管号。管架号的输入范围为1~100,试管号的输入范围为1~100。

（5）设置完成后,点击"确定"按钮,保存输入的内容。

（6）操作者也可在样本分析前,点击快捷按钮区的"工作单"按钮,录入和修改待分析样本的完整工作单信息。

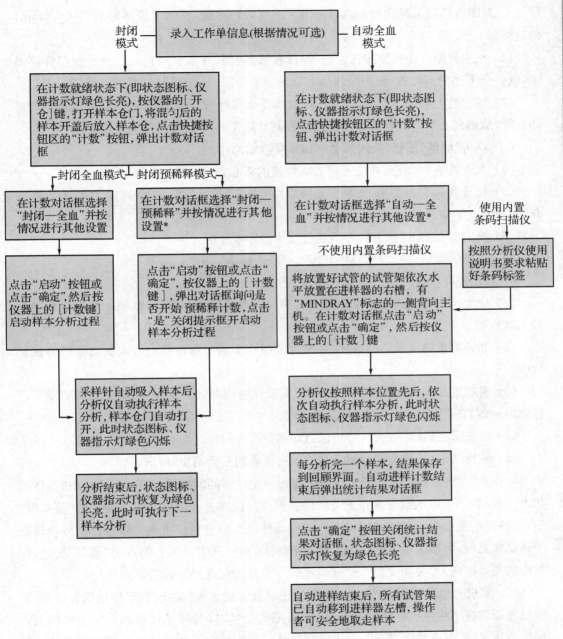

图 2-3 计数过程

6. 封闭进样全血测量

(1) 按仪器上的[开仓]键,打开样本仓门。

(2) 混匀用 EDTA-K_2(1.5~2.2)mg/ml 血抗凝的样本,放到样本仓门内,关闭样本仓门。

(3) 按主机上的[计数]键,分析仪自动执行样本分析。

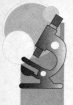

（4）分析结束后，样本仓门自动打开，可取走样本。

7. 封闭进样预稀释测量　执行封闭进样预稀释测量，要选用规格为 Ø11×40（mm）的适配器。

（1）在主界面点击快捷按钮区的"加稀释液"按钮，样本仓门自动打开。按照界面提示，取一个干净的离心管，开盖放入样本仓后关闭仓门。

（2）按主机上的［计数］键，让分析仪自动排出稀释液。加稀释液完毕后，样本仓门自动打开，取出离心管。操作者也可使用移液器移取 180 μl 稀释液到离心管中。

（3）点击"取消"按钮，关闭并退出加稀释液的操作。

（4）人工采集 20 μl 血样注入盛有稀释液的离心管中，盖好盖子后混匀。

（5）将该预稀释液血样放置 3 分钟后，再次混匀，开盖后放到样本仓内，关闭样本仓门。

（6）按主机上的［计数］键，分析仪自动执行样本分析。

（7）分析结束后，样本仓门自动打开，可取走样本。

8. 自动进样全血测量

（1）如使用内置条码扫描仪自动录入下一样本编号，将粘贴好条码标签的样本试管放入试管架。

（2）如未配置内置条码扫描仪，将试管按照样本编号顺序依次放入试管架的各试管位中。

（3）将放置好试管的试管架依次水平放置在进样器的右侧槽中，将有"MINDRAY"标志的一侧背向主机。一次最多能同时放置 4 个试管架。

（4）按主机上的［计数］键，分析仪自动执行样本分析。

（5）分析结束后，所有试管架自动移到进样器的左侧槽中，可取走样本。

9. 休眠　液路相关操作停止的时间超出设定的时间间隔后，分析仪会自动进入休眠状态。此时，仍可以执行与液路无关的任意操作。操作者也可以在主界面点击"菜单"按钮，在弹出的菜单中，选择"关闭仪器"→"仪器休眠"，使分析仪进入休眠状态。分析仪处于休眠状态时，可按主机上的［计数］键取消休眠，也可在主界面上的点击"菜单"按钮，在弹出的菜单中选择"关闭仪器"→"取消休眠"，使分析仪退出休眠状态。

10. 关机　每日工作完毕，在主界面点击快捷按钮区的"关闭仪器"按钮执行关机，并按照界面的提示将主机左侧的"0/1"电源开关置于"0"以关掉主机电源。在主界面点击快捷按钮区的"退出系统"按钮，退出终端软件。按照操作系统的关机流程关闭外置计算机及其外接设备。清空废液桶中的废液，并妥善处理（图 2-4）。

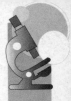

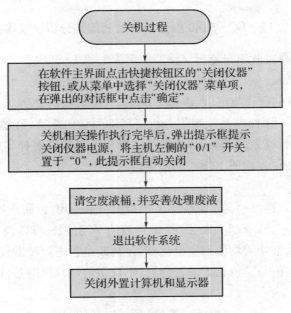

图2－4　关机过程

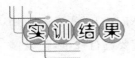

填写或粘贴检验报告单。

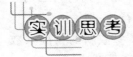

1. 三分群和五分类血细胞分析仪区别在哪里？
2. 报告出现异常的幼稚细胞怎样处理？

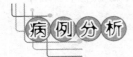

1. 某李姓农民，男性，30岁，主诉：头昏，发热入院。查体：贫血貌，皮肤散发出血点，浅表淋巴结肿大，胸骨下端轻压痛，心肺（一），腹软，肝、脾肋下未触及。实验室检查：RBC $4.0×10^{12}$/L，HGB 100 g/L，LYM 0.60，GRAN 0.20，MID（三分群血细胞分析仪）0.20。请你思考：①可能的初步诊断是什么？②如何进行进一步检查以确诊？

2. 某男孩，1岁。面色苍白1个月，易疲乏，时而烦躁，纳差。查血常规：Hb 86 g/L，RBC $3.45×10^{12}$/L，MCV 68 fL，MCH 20 pg，MCHC 260 g/L。请思考：①最可能的诊断是何种贫血（A. 叶酸缺乏性贫血；B. 缺铁性贫血；C. 再生障碍性贫血；D. 维生素 B_{12} 缺乏性贫血；E. 生理性贫血）？②为什么？

（陈雨京　严家来）

17

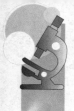
【附 2.1】 BC-5180 型全自动血液细胞分析仪仪器校准

1. 仪器校准原则血液细胞分析仪校准周期为一年 1～2 次。

2. 仪器校准步骤

(1) 校准用样本的选择与定值:选择 EDTA-K$_2$ 抗凝的新鲜正常的全血样本(抽血 8 ml,平均分为 4 份),用标准血液细胞分析仪精确测量白细胞、红细胞、血红蛋白、MCV 和血小板的平均值、标准差及 CV 值,其统计结果作该正常全血样本的定值(确认各参数检测结果的精密度在仪器说明书要求的范围内)。

(2) 校准过程

①用 1 管校准物,连续检测 11 次(第 1 次检测结果不用,以防止携带污染),将结果记录,计算出 WBC、RBC、HGB、MCV 及 PLT 参数的平均值、标准差及 CV 值。

②用上述检测校准物的均值与定值比较,以判断是否需要校准仪器。

计算各参数的均值与定值相差的百分数(不计正负号),即偏差,计算公式:

$$[(均值-定值)/定值]\times100\%$$

用偏差与仪器校准的判别标准进行比较。WBC、RBC、HGB、MCV 及 PLT 参数均值与定值的差异全部等于或小于附表中的第一列数值时,仪器不需要进行校准,记录偏差的数据。若各参数均值与定值的差异大于附表中的第二列数值时,仪器不能校准,需请维修人员检查原因并进行处理;若各参数均值与定值的差异在表中第一列与第二列数值之间时,需要对仪器进行校准,具体校准方法可按说明书的要求进行。

③若仪器需要校准,则计算出 WBC、RBC、HGB、MCV 及 PLT 参数新的校准系数(仪器原有的校准系数乘以定值除以所测校准物的均值,即为新的校准系数)。

3. 校准结果的确认 BC-5180 血液细胞分析仪校准通过标准条件为:仪器校准后,应重新测试同一份校准物 3 次。只有当被校准参数的测定值与定值的差异等于或小于下表第一列数值,该校准才被认可。

4. 质量控制 见图 2-5。

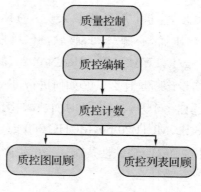

图 2-5 质控过程

(1) 室内质控

（2）质控分析：见图 2 - 6。

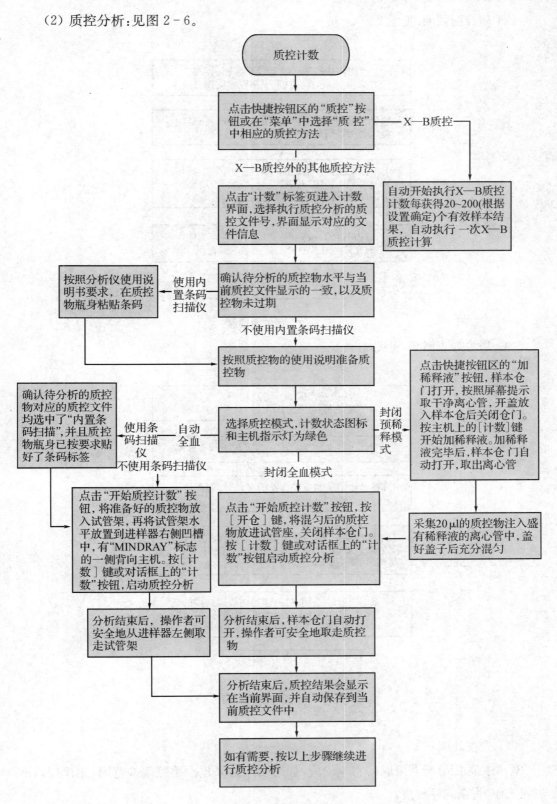

图 2 - 6　质控分析

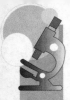

（3）质控图回顾：见图2-7。

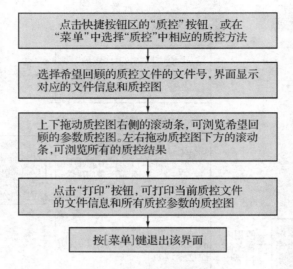

点击快捷按钮区的"质控"按钮，或在"菜单"中选择"质控"中相应的质控方法

选择希望回顾的质控文件的文件号，界面显示对应的文件信息和质控图

上下拖动质控图右侧的滚动条，可浏览希望回顾的参数质控图。左右拖动质控图下方的滚动条，可浏览所有的质控结果

点击"打印"按钮，可打印当前质控文件的文件信息和所有质控参数的质控图

按[菜单]键退出该界面

图2-7　质控图回顾

（4）质控列表回顾：见图2-8。

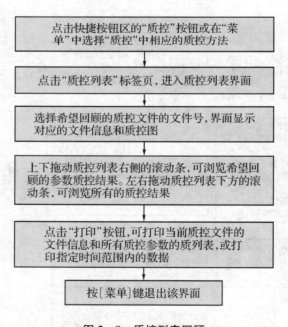

点击快捷按钮区的"质控"按钮或在"菜单"中选择"质控"中相应的质控方法

点击"质控列表"标签页，进入质控列表界面

选择希望回顾的质控文件的文件号，界面显示对应的文件信息和质控图

上下拖动质控列表右侧的滚动条，可浏览希望回顾的参数质控结果。左右拖动质控列表下方的滚动条，可浏览所有的质控结果

点击"打印"按钮，可打印当前质控文件的文件信息和所有质控参数的质列表，或打印指定时间范围内的数据

按[菜单]键退出该界面

图2-8　质控列表回顾

（5）失控处理

①失控原因分析及采取的相应措施：如果质控结果超出质控偏差范围，建议按以下步骤操作，直至问题解决。

A. 检查质控编辑内容,如输入有误,进行修改。

B. 执行本底检测,如本底异常,参考"故障处理"进行排除。

C. 重新执行质控计数。

当质控测试超出偏差限,用同瓶质控再测试一次,在偏差限范围则仪器工作正常,如还超偏差限,记录"室内质控失控报告单"。

同一批号换一瓶质控进行测试2次。如其中一次结果在偏差限范围,则仪器工作正常;如都超偏差限,记录"室内质控失控报告单",评估是否对仪器进行校准或维修。

D. 确认是否为仪器校准的问题。

E. 如果上述步骤都未能得到在控结果,提示仪器可能出现故障,应联系维修人员。

②填写失控报告

A. 操作人员发现失控后,应立即通报主班。失控期间,失控项目不得发出报告,如有发出,应予以追回。尽快查明引起失控的原因,采取相应的纠正措施。

B. 纠正完毕后,需填写失控报告,由经手人、专业组长和科主任签字,并保存失控处理记录。

③室内质控数据管理

A. 每个月的月末,应对当月的所有质控数据进行汇总和统计处理,并填写当月所有测定项目的室内质控月报表。

B. 每个月的月末,应对室内质控数据进行周期性评价。如果发现有显著性的变异,就要对质控图的均值、标准差进行修改,并要对质控方法重新进行设计。

C. 每个月的月末,应填写该月所有测定项目的室内失控情况汇总表。

5. 注意事项

(1) 电源要求

A. 分析仪必须在良好的接地条件下使用;

B. 确认输入电压符合分析仪要求。

(2) 环境要求

A. 正常工作温度范围:15～30 ℃;

B. 运行温度范围:10～40 ℃;

C. 正常工作湿度范围:30%～85%;

D. 正常工作大气压力范围:70～106 kPa;

E. 环境应尽可能无尘,无机械振动,无污染,无大噪音源和电源干扰;

F. 建议在运行设备之前对实验室的电磁环境进行评估;

G. 切勿将设备靠近强电磁干扰源,以免影响设备的正常运行;

H. 不要靠近电刷型电机、闪烁荧光灯和经常开关的电接触性设备;

I. 避免阳光直射或置于热源及风源前,选择一个通风良好的位置;

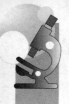

J. 不要将主机放置在斜面上。

（3）故障处理：若出现故障，可点击界面下方的故障信息区，获取故障帮助信息，还可点击"消除故障"按钮，一键消除所有可消除的故障。

（4）日常维护：每日应执行正常关机。样本计数次数累计已达到或超过 1 000 次时，应执行一次探头清洁液浸泡；若样本量较少，分析仪每使用 2 周应执行一次探头清洁液浸泡。

（陈雨京　严家来　王文明）

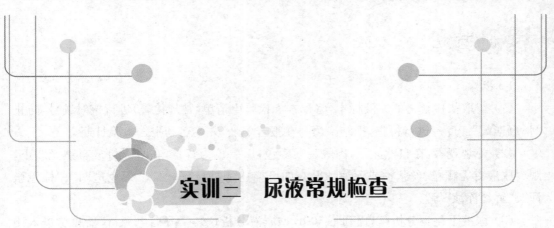

实训三 尿液常规检查

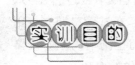

现代尿液常规检验(urine routine test,URT)具有广泛的应用,又被称为"尿液分析"(urine analysis,UA)。具体来说包括以下用途:①泌尿系统疾病的诊断;②血液及代谢系统疾病的诊断;③职业病的诊断;④药物安全性监测。

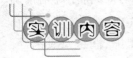

1. 一般检查 如量、颜色、透明度等。

2. 化学检查 如酸碱度、尿蛋白、尿糖、尿胆红素、尿胆原、尿酮体、红细胞、白细胞、亚硝酸盐等。

3. 显微镜检查 如细胞、管型、盐类结晶及病原体等。

4. 其他项目 根据其他特殊的目的还可对尿液进行一些特殊检查,如尿液人绒毛膜促性腺激素(HCG)检查、尿液淀粉酶、乳糜尿检查、本-周蛋白(BJP)尿检查、尿液中补体检查、尿微量白蛋白定量等,但不属于尿液常规检查范围,需要医生在检验申请单上检验目的栏内特别注明。

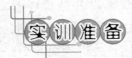

尿杯、试管(或刻度离心管)、一次性医用手套或医用乳胶手套、滴管、显微镜、载玻片、离心机、尿液分析仪(配套的尿液干化学试纸条、尿沉渣分析仪及热敏打印纸)、记录本、记号笔等。

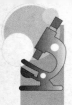

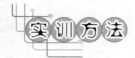

1. 步骤

(1) 留取待检合格的尿液标本,将标本和检验申请单(常规检查)进行核对编号,防止"张冠李戴"。逐一进行检查,把结果填写在报告单上,并签名和报告检验日期。

(2) 外观观察:在自然光下,肉眼观察颜色;以黑色为背景,在日光灯或自然光线下,观察尿液有无颗粒、丝状物或浑浊情况。如可描述为"黑色浑浊"、"无色透明"、"棕色微浑"、"鲜红浑浊"等。

(3) 尿液干化学分析(以优利特 500B 型尿液分析仪):①开启电源,仪器自检进入测试待机状态。②执行质控程序,以标准试纸条进行检测,要求结果在控(允许 1 个等级的定性误差);如不符合质控结果,应查明原因。③按尿标本顺序对仪器编号进行编号。④启动测试键(按"START"键),尿液干化学试纸条完全浸湿后取出,在试管口沥去或用吸水纸吸去多余尿液,待仪器发出提示蜂鸣音,将试纸条置于仪器的检测槽内。⑤仪器自动检测并打印结果。如要连续检测,可按仪器提示音进行,提高工作效率。

(4) 显微镜观察

1) 未离心尿液直接涂片法:①混匀尿标本。②取尿液 1 滴涂于载玻片上(最好加盖玻片)。③镜检,先低倍镜下观察全片细胞、结晶、管型等有形成分的分布,再用高倍镜确认。确认后的管型在低倍镜下至少计数 20 个视野,确认后的红细胞、白细胞、结晶体在高倍镜下至少观察 10 个视野。同时注意有无大的异常细胞、寄生虫卵、滴虫及真菌等。报告时需注明"未离心"。

2) 离心沉淀涂片法:①充分混匀尿标本,取 10 ml 尿液于刻度离心管;②离心,1 500 rpm×5 min;③制备涂片,倾去上清液,留取管底 0.2 ml 尿沉渣(浓缩 50 倍),充分混匀后取尿液沉渣 1 滴,涂于载玻片上(最好加盖玻片);④镜检(同未离心尿标本)。报告时需注明"离心"。

(5) 尿液沉渣分析(以优利特 URIT - 1000Plus 型尿液沉渣分析仪为例):①操作前的准备,检查废液桶(每日开机前已清空或有足够容量)检查液体管路和电源,检查打印机、键盘、鼠标及显示器。②仪器操作,将仪器侧面板的电源开关置于"1",此时,仪器指示灯闪亮,仪器自检。自检完成后,会出现系统加载界面,登录系统户名是管理者(Admin),密码为"1000"。③操作界面,有镜检界面下打开(自动模式或手动模式)、校准界面、质控界面、报告界面出现(自动模式或手动模式)界面、清洗界面、关机界面 6 个。④样本测试,准备待测标本,把待测标本放入试管内,轻轻摇动试管使尿样混匀后,将试管置于采样针下。按仪器前面板"RUN"键,待听到"滴"的一声后,方可移走试管。当前模式为测试中。完成一个标本计数后,基本信息将显示在样本列表中,此时进行病人信息的录入工作。输入完毕后,点击下方的"保存"按钮,打印报告。⑤正常退出系统,单击"关机"菜单按钮,单击"清洗关机"并点击确定"按钮"即可。⑥废液处理,每天关机、下班前请将当天产生的按医疗规定处理废弃物。

2. **正常结果** 正常尿液外观淡黄清澈透明,干化学检测均为阴性或弱阳,显微镜检查未离心尿标本红细胞:偶见/HP;白细胞:0～3 个/HP;透明管型:偶见/HP;上皮细胞少见,结晶少见。离心尿标本红细胞:0～3 个/HP;白细胞:0～5 个/HP;透明管型:偶见/HP;上皮细胞少见,结晶少见。

3. **注意事项** ①尿液外观观察仔细,描述规范;②尿液干化学试纸条需提前从冰箱内取出,平衡至室温后才能打开,防止冷凝水;③注意在试纸条有效期内使用;④尿样测试时如在仪器检测槽内留下明显尿液残留,应用干净的棉签或纱布擦去,以防阳性标本对后续样品的干扰;⑤仪器操作严格按照说明书要求并定期维护保养。

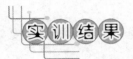

填写或粘贴检验报告单。

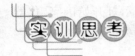

1. 除以上介绍的尿液检验项目外,请思考还有哪些项目? 有何特殊目的?

2. 尿液干化学的红细胞(BLD 或 HGB 或 ERY 或 RBC)、白细胞(LEU)与镜检红细胞和白细胞结果有时不一致,你怎么认为?

3. 尿液干化学 Vc 结果"3＋",而 GLU、PRO、BIL 均为"－",其真实的结果可能是什么情况? 如何克服?

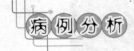

1. 某患者,女,30 岁,因尿频、尿急伴发热来院就诊。请思考①首先考虑为何种疾病? ②建议做何种检查? ③可能会出现的阳性结果有哪些?

2. 某患者,尿常规检验,隐血(3＋),而尿沉渣镜检未见红细胞。请思考①这种情况是否有可能? ②试分析原因。

3. 某患者,女,10 岁,血尿、少尿 1 周,伴有眼睑水肿入院诊治。请思考①少尿的诊断标准是什么? ②临床诊断该患者为急性膜性肾小球肾炎,其主要的发病机理是什么? ③典型的尿常规改变有何特征?

（严家来　徐素仿）

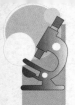

【附3.1】 仪器操作及样本分析流程

1. 操作前的准备 在开启分析仪电源之前,操作者需按以下要求进行检查,确保分析仪准备就绪。

(1)检查废液桶:操作者在开机前必须检查废液桶,确保在每日开机前已清空或有足够容量。

(2)检查液体管路和电源:检查试剂、废液的管路有无弯折,连接是否牢固。检查分析仪的电源插头是否安全插入电源插座。

(3)检查打印机:检查打印用纸是否充足,安装是否到位,打印机电源、电缆是否连接就绪。

(4)检查键盘和鼠标及显示器:检查键盘、鼠标、显示器的电缆是否与分析仪连接就绪。

2. 仪器操作

(1)用户登录:将仪器侧面板的电源开关置于"|",此时,仪器指示灯开始闪亮,仪器进入开始自检。自检完成后,进入全自动尿沉渣分析仪软件,会出现软件加载界面,如图3-1所示。

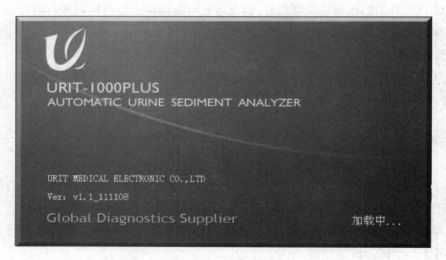

图3-1 加载界面

随着系统的加载完成,系统进入登录界面(图3-2)。第一次登录该系统时,系统临时的登录用户名是管理者(admin),密码为1000。用户在第一次登录系统后,可以打开"系统"菜单的"修改用户密码"程序,修改用户密码。

当需要添加其他用户名时,点击"测试"菜单的"测试选项"子菜单,在"测试选项"程序左侧的"目录树"中点击"字典维护"根目录下的"用户注册"子目录,打开用户注册程序进行新用户注册。使用者可以在用户名下拉列表框中选择自己的用户名登录。

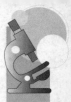

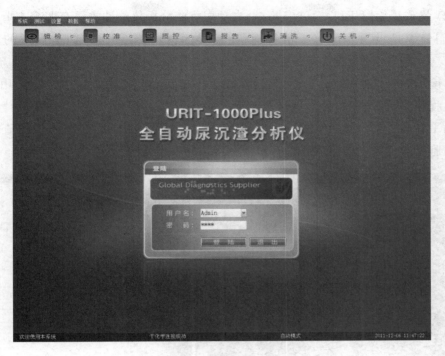

图 3-2　登录界面

在下拉列表框中选择用户名后,输入正确的密码即可进入系统的初始化界面(图 3-3)。注意:如果设置时不启动开机初始化程序,系统将不进行初始化而直接进入系统。

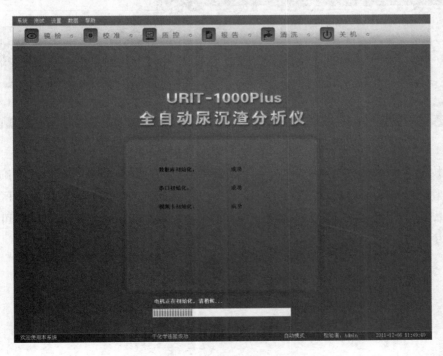

图 3-3　系统初始化

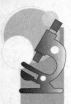
（2）操作界面：URIT－1000Plus全自动尿沉渣分析仪软件主要有四个主要操作界面，它们分别是：镜检界面、校准界面、质控界面、报告界面。这四个界面的主要功能为：

①镜检界面：如图3-4所示，镜检程序工作在人工模式下。人工模式下，用户可以在镜检程序中，在选择项目下拉列表框中选择要测试的项目，然后自动吸取待测样本到在物平台上。利用显微镜控制程序，拍摄样本中细胞的形态，并根据人工查看视野中的细胞个数计算出样本中各个有形成分含量并发出报告。

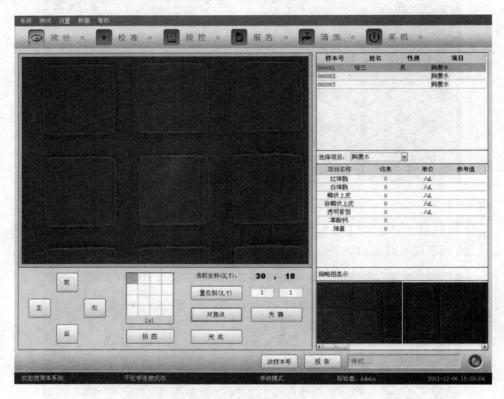

图3-4 镜检界面

②校准界面：如图3-5所示，对分析仪校准的目的是保证其分析结果的准确性。校准程序利用校准物对分析仪进行自动校准，并保存校准结果。同时可根据视频区域中图像的模糊程度，用户自行调整显微镜平台，使图像更加清晰。通过校准程序还可以查看校准历史。

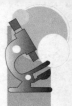

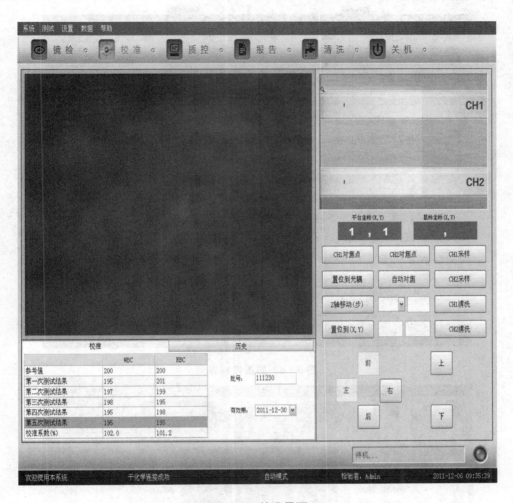

图 3 - 5　校准界面

③质量控制界面:如图 3 - 6 所示。在 URIT - 1000Plus 质量控制程序中,可以进行质控结果查询、质控设置、质控图查看、质控运行等相关操作,其详细操作见质量控制程序详细说明部分。

④报告界面:报告程序可以工作在两种工作模式下。在自动模式下报告程序界面如图 3 - 7 所示,在手动模式下报告程序界面如图 3 - 8 所示。在 URIT - 1000Plus 报告程序中,可以进行病人资料录入操作,打印图片的选择,报告的打印预览、样本删除、干化学匹配、RBC 相位图查看以及调整自动分类结果。其详细操作见报告程序详细说明部分。

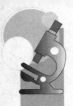

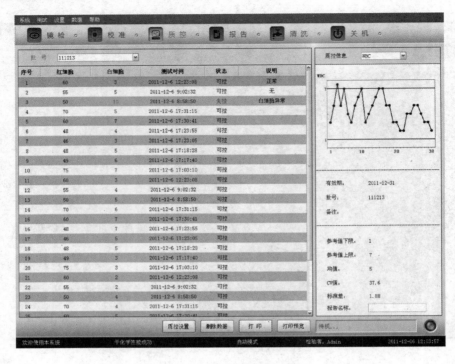

图 3-6　质量控制界面

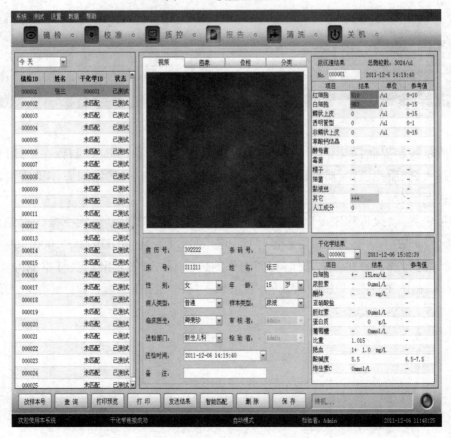

图 3-7　报告界面（自动模式）

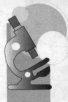

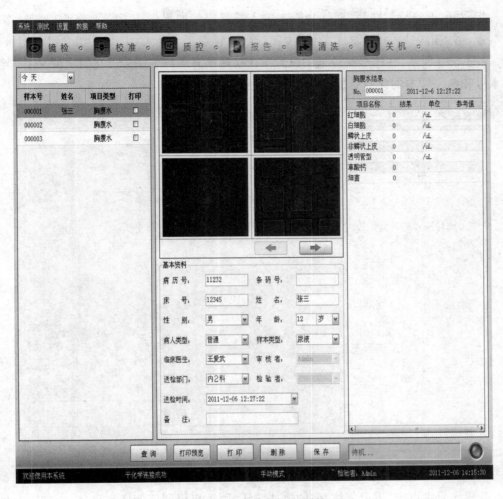

图3-8　报告界面(手动模式)

3. 样本测试

步骤一:在URIT-1000Plus用户名下拉列表框中选择用户名,在密码框中输入用户密码,点击"确定"按钮或者在键盘上按"Enter"键,系统初始化完成进入系统。

步骤二:系统工作方式的选择,可以选择自动模式和手动模式。系统默认采用上一次测试的工作模式,并显示在系统的状态栏中。

步骤三:在自动模式下,URIT-1000Plus全自动尿沉渣分析仪直接进入报告主界面进行样本测试,此时主界面上方的"工具栏"中"报告"显示被选中的橙色。在手动模式下,URIT-1000Plus全自动尿沉渣分析仪进入镜检主界面进行测试,并且"工具栏"中"镜检"显示被选中的橙色。

步骤四:在测试之前,点击"设置"菜单中的"显微镜平台设置"子菜单,进入显微镜平台设置界面,查看当前视频区域的亮度和清晰度是否正常。如果图像偏亮或偏暗,就可以利用此程序调节视频区域的亮度或者清晰度。注意:对于亮度和清晰度的调节,须在URIT工程师的指导下进行。

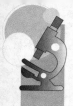

步骤五：准备待测样品，把待测样本放入试管内。如果操作者需要修改待测样本的样本号，请点击主界面的"改样本号"按钮或者在键盘上按下 Ctrl 和 N 组合键设置样本号，如图 3-9 所示，在序号设置框中设置本次检测的开始样本序号。在默认情况下，当前样本号和前一样本的样本号是连续的并且是前一样本的样本号自动加1。

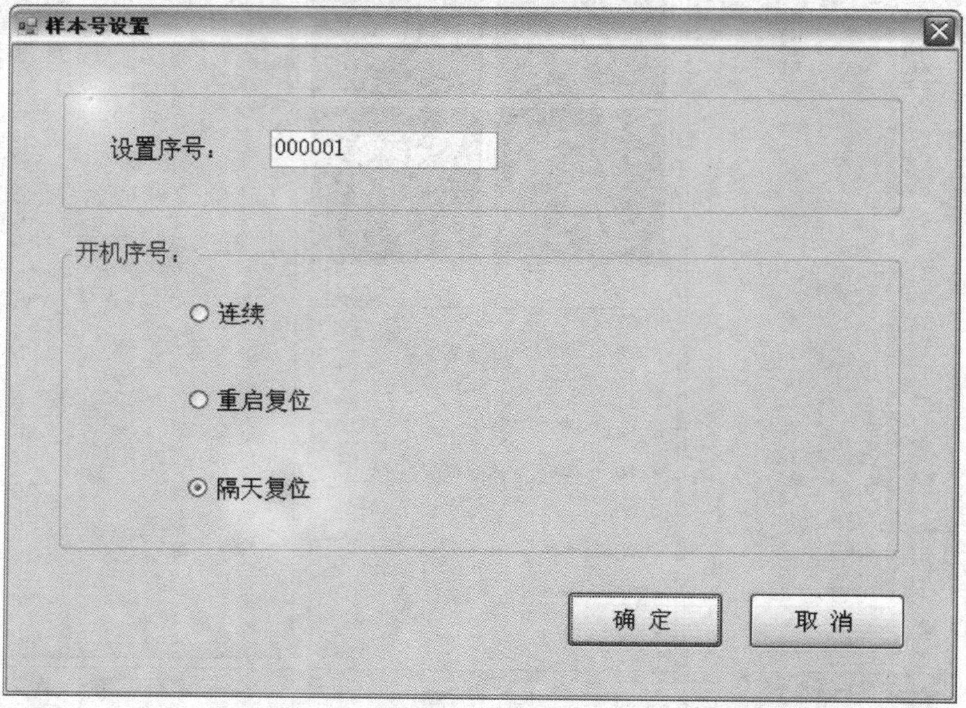

图3-9 样本号设置

样本号设置

设置序号：　000001

开机序号：

○ 连续

○ 重启复位

● 隔天复位

确 定　　取 消

图 3-9　样本号设置

开机序号中点击"重启复位"前的单选按钮，则重启仪器后使样本号从 000001 开始。开机序号中点击"隔天复位"前的单选按钮，则第二天使用仪器时使样本号从 000001 开始。点击"连续"前的单选按钮，则下次开机后的样本号会接着上次的样本号。点击"确定"保存选择的设置。点击"取消"按钮，退出设置且不保存。

手动模式下，在测试前，操作者需在"项目选择"下拉列表中选择要测试的项目名称。

步骤六：轻轻摇动试管使尿样混匀后，将试管置于采样针下。按仪器前面板的"RUN"键，待听到"滴"的一声后，方可移走试管。自动模式下，仪器开始自动分析样本，请等待分析结果。手动模式下，在移走试管后，仪器需要在人工的控制下进行工作。此时仪器的工作状态信息会显示在测试界面右下角的信息指示区中，且工作状态指示灯一直闪烁。检验中的界面如图 3-10 所示。此时当前测试的样本在列表区中显示的状态是"测试中"。注意：状态为"测试中"的样本不能进行打印、删除和修改。

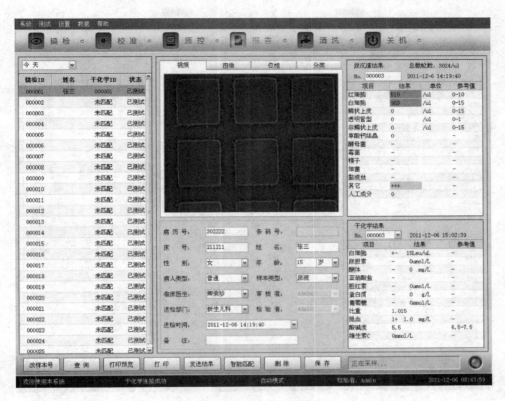

图 3 - 10 测试界面

步骤七：当完成一个样本的计数后，程序会将结果显示在列表区中，并在详细信息区中显示样本详细信息。此时可以对检验完的样本进行病人信息的录入工作。注意：如果仪器工作在手动模式，用户点击镜检界面下方的"报告"按钮和工具栏中的"报告"按钮都能进入报告界面。在图 3 - 10 的报告界面中点击"样本列表"将选中一个样本号列表，图中橙色表示此样本被选中即 000003 号样本被选中。此时 000003 号样本的信息就会显示在左边的信息框中。此时信息框中只有简单的一些信息，如果用户要录入病人资料，就必须在信息框中输入病人资料，输入完毕后，点击下方的"保存"按钮，这时病人的资料就被录入了，如图 3 - 11 所示。

步骤八：在 URIT - 1000Plus 尿沉渣分析仪进行检测的同时，可以进行病人资料录入操作，并对仪器自动检出的计数结果进行审核、辅判、修正以及打印检验报告。随着操作者最后发出打印报告，一个样本就测试完成了。

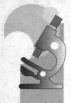

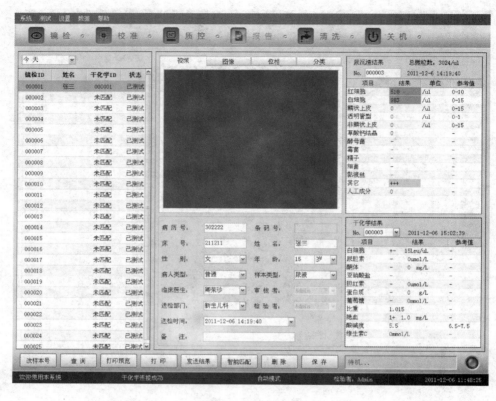

图 3-11　信息录入

4. 镜检程序　使用镜检程序,操作者可以在手动模式下进行样本的检测。

(1) 镜检程序启动:当分析仪上一次的操作模式为手动模式时,仪器启动后自动进入镜检程序。如果当前模式为自动模式时,用户可以通过点击"系统"菜单下的"模式选择"子菜单中的"手动模式"按钮,可以进入镜检程序。这时会出现如图 3-12 所示模式选择提示框。当点击"确定"按钮,可以进入镜检程序;点击"取消"按钮,程序不做任何操作。

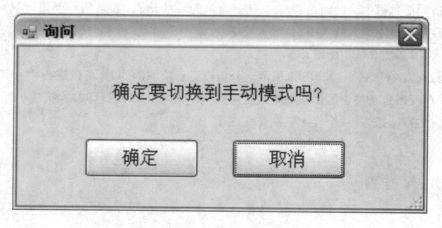

图 3-12　模式选择提示框

（2）手动模式下样本测试

步骤一：准备待测样品，把待测样本放入试管内。如果操作者需要修改样本号，请点击主界面的"改样本号"按钮或者在键盘上按下 Ctrl 和 N 组合键设置样本号。改样本号程序如图 3－9 所示，在序号设置框中设置本次检测的开始样本序号。

步骤二：选择待测试的项目，在图 3－13 所示的"样本详细信息"区中，在"选择项目"下拉框中选择要测试的项目。此项目是在"测试"→"测试选项"→"镜检设置"→"其他项目"中添加。

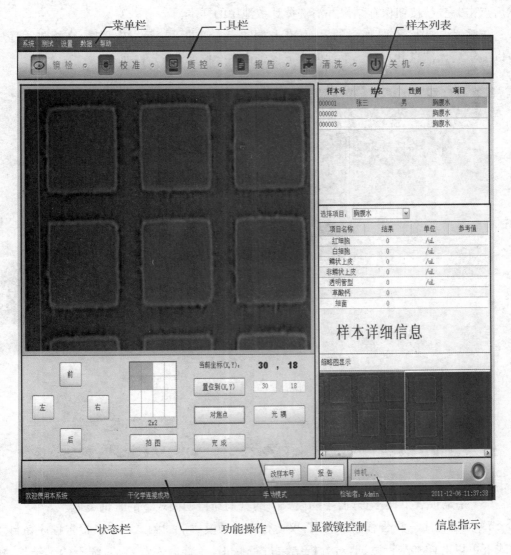

图 3－13　手动模式测试界面

步骤三：轻轻摇动试管使血样混匀后，将试管置于采样针下。按仪器前面板的"RUN"键，这时"选择项目"后面的下拉列表框将为灰色，表示不能再选择项目了，当听到"滴"的一声后，方可移走试管。

步骤四：当仪器采样完毕后，"信息指示"区会提示"等待用户拍图……"。点击显微镜控制区中的"前"、"后"、"左"、"右"按钮，操作显微镜移动到您认为清晰且有一定意义的细胞画面，然后点击"拍图"按钮，当前视野的图像将被拍摄，并存放在界面右下角的图片显示区中。如果操作者需要连续拍图，请在"拍图"按钮上方列表中用鼠标选择拍图的模式。图3-13中的灰色4个方框，表示从当前坐标位置开始，连续拍摄4张图片。

步骤五：当拍摄完毕后，用户可以根据实际情况在结果列表中修改各个项目的结果，然后点击"完成"按钮保存结果并清洗掉计数池中的样本。

步骤六：在图3-13所示的界面，点击"报告"按钮即可打开报告程序，在报告程序中可以编辑病人信息并打印。手动模式下报告程序操作如图3-14所示。

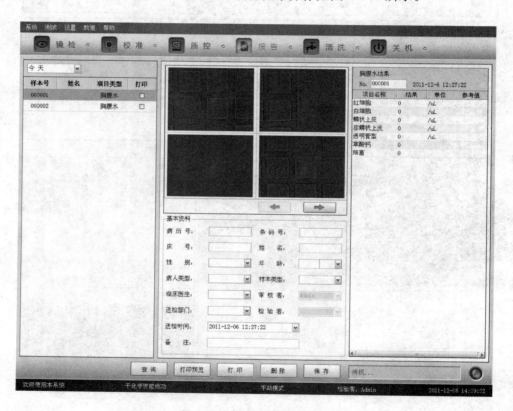

图3-14 手动模式报告界面

（3）手动模式下样本查询：手动模式下的查询与自动模式下的查询类似。

5. 报告程序 报告程序，即分析仪运行在自动模式下的测试程序。报告程序在自动模式下可以对样本进行测试，对分析结果进行修正，完善病人资料，匹配干化学结果，预览报告并最终发出打印报告。报告程序在手动模式下可以对分析结果进行修正，完善病人资料，预览报告并最终发出打印报告。

（1）报告程序启动：在 URIT-1000Plus 程序界面中，点击"报告"工具按钮，即可打开报告程序，此时"报告"按钮显示为选中的橙色。

（2）报告程序界面功能简介：在"报告"应用程序界面如图 3-15 所示，此程序主要由样本列表区、样本详细信息区和状态指示区及功能操作区组成。样本列表区显示当天或者查询所得的全部样本基本信息，包括镜检 ID、姓名、干化学 ID 以及样本状态信息，如图中所示。样本详细信息区显示样本列表区中所选样本的详细信息，包括样本原始图像、位相信息、自动分类结果、病人信息以及尿沉渣结果和对应的干化学结果。状态指示区指示仪器当前所处的状态，图 3-15 中表示分析仪处于待机状态并且状态指示灯为绿色。功能操作区提供的功能按钮方便对样本进行操作，主要包括智能匹配、查询、打印、打印预览、删除、保存及发送结果。

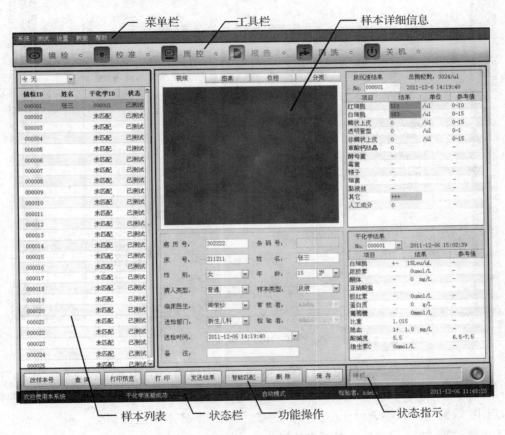

图 3-15　报告界面

（3）报告程序各功能详细说明

①样本测试：详见样本测试操作说明。

②功能按钮："智能匹配"按钮：用于干化学的自动匹配，在样本列表区选择要匹配的样本后，点击"智能匹配"按钮，系统会把尿沉渣 ID 和干化学 ID 相同的信息匹配在一起。

"查询"按钮：用于查询记录，详见数据查询。

"改样本号"按钮：用于设置下一个样本的样本号。

"打印预览"及"打印"按钮：在样本列表区选择要打印或者预览的记录，然后点击相应的按钮,就可以完成相应的功能。用在样本列表区中选择要打印的记录,这时点击"打印"按钮就可以打印所选的所有记录。打印设置及选择报告模板见图 3-16,图中为设有原始图片的"打印预览"的效果。

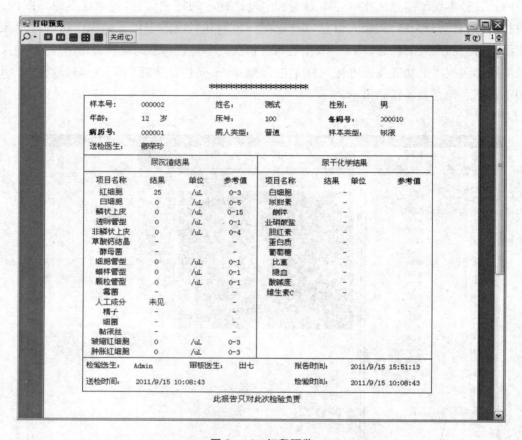

图 3-16 打印预览

"删除"按钮:删除选定的记录。在样本列表区中选择一个样本,然后点击"删除"按钮,系统会提示操作者是否删除记录,如图 3-17 所示。点击"确定"按钮,删除选择的样本;点击"取消"按钮,不进行任何操作。注意:测试中的样本不能被删除。删除后的记录不能再恢复了,进行删除操作时请谨慎操作。

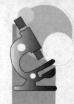

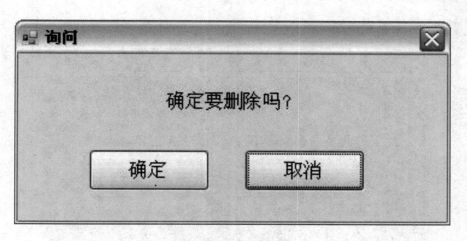

图3-17　删除提示

"保存"按钮:当编辑完病人信息,并选择了要匹配的干化学样本后,点击此按钮即可保存所做修改并进行匹配。对自动分类结果进行修正后,点击"保存"按钮也可以保存重新分类结果。

"发送结果"按钮:发送结果可以供医院外部网络访问,系统提供串口和网口与外界通讯。

③视频:点击报告程序中的"视频"标签页,可以查看摄像机实时视频,从而使测试过程更加直观。

④图像:点击报告程序中的"图像"标签页,可以查看样本列表中所选样本的图像信息,如图3-18所示。从图中可以看出,"4P"按钮被选中,表示只显示样本的4张图像的缩略图。通过　←　和　→　按钮,可以查看前4张和后4张图像。图中"47/64"中47代表当前选中的是第47张图像,64代表样本总图像素为64。

点击"16P"按钮,可以查看16张图像的缩略图(图3-19)。双击任意一张缩略图像,可以查看完整的图像。如图3-20所示为"47/64"缩略图的完整图像。点击　←　和　→　按钮可以查看前一幅图像和后一幅图像。点击"另存为"按钮,可以将此完整图像保存到用户指定目录中。

从图3-19中可以看出"1/64"缩略图中有"打印"字样,说明此图像将被打印在样本报告中。在未出现"打印"字样的任意缩略图中用鼠标右键点击,弹出如图3-21所示的"添加打印"按钮,点击"添加打印"按钮可以将该图像加入到报告的打印中。同理,用同样的方法可以取消某一图像的打印(如图3-22所示)。注意:报告中能打印的图像是有限的,如果添加打印的图像数超过能打印的最多图像数,系统默认打印排在前面的图像。

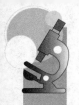

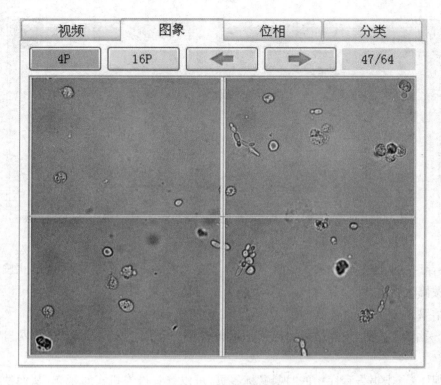

图 3 - 18　图像信息 1

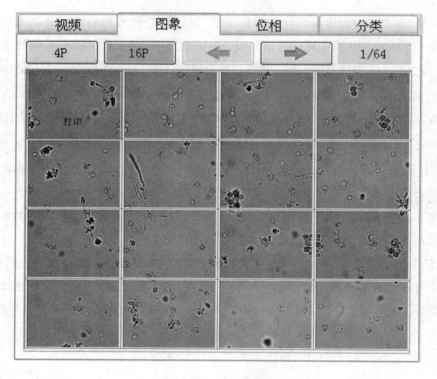

图 3 - 19　图像信息 2

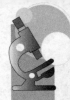

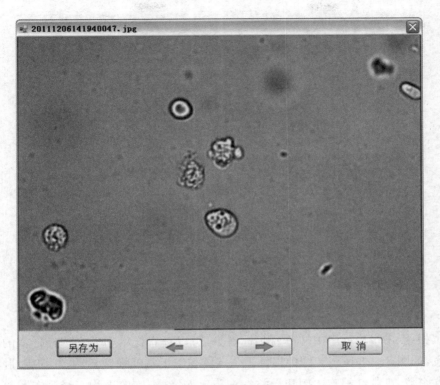

图 3 – 20　图像信息

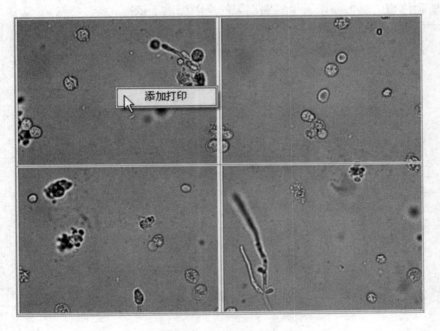

图 3 – 21　添加打印

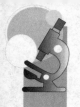

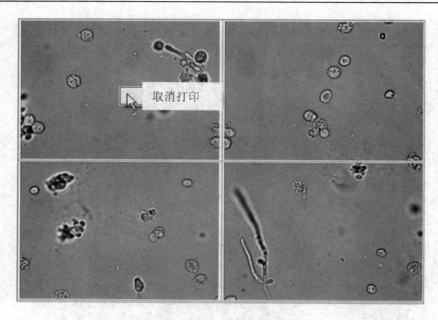

图 3 - 22　取消打印

⑤位相:点击报告程序中的"位相"标签页,可以查看样本列表中选择样本的红细胞相位信息,如图 3 - 23 所示。图中提供了一定体积下正常红细胞、皱缩红细胞、肿胀红细胞的平均个数,正常红细胞比例和异常红细胞比例,红细胞的平均直径分布图等位相信息。红细胞位相信息为临床医生鉴别血尿的来源提供了依据。

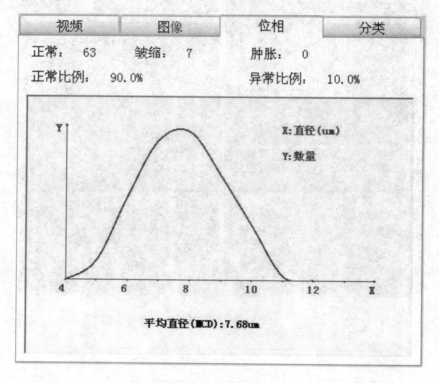

图 3 - 23　位相信息

⑥分类：点击报告程序中的"分类"标签页或者双击尿沉渣结果中的一项，可以查看分析仪自动识别的细胞分类情况（图3-24）。图中显示红细胞的识别结果以及被分析仪自动识别的红细胞图像。点击 ← 和 → 按钮可以查看其他被识别出的细胞图像。注意：当其他有型成分的含量都是零时，两个按钮不能切换。根据实际的识别情况，本系统中白细胞（WBC）、红细胞（RBC）、鳞状上皮细胞（SQEP）、非鳞状上皮细胞（NSE）、透明管型（HYA）、未分类管型（UNCC）结果是定量的，其他细胞的结果都是定性的，对于定性的细胞结果，系统会根据设定的阀值自动换算定性结果。定性结果有"－"、"＋"、"2＋"、"3＋"、"4＋"。

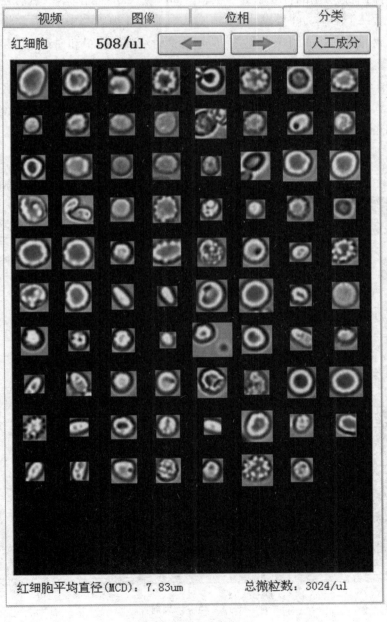

图 3-24　分类信息

当用户对分析仪自动分类的结果不满意时,可以对自动分类结果进行重新分类,使测试结果变得更精确。

重新分类的操作方法:

步骤一:通过点击 ←　和 →　按钮,相应细胞的结果和图像都显示界面中。

步骤二:当看到当前细胞图像不属于当前细胞时,点击尿沉渣结果列表中的一项作为其真实细胞类,然后用鼠标右键点击此图像,这时图像将重新分类到指定的细胞类中,并且从当前类中消失。如图3-25左侧所示。最后一个细胞图像被认为不属于红细胞类而属于白细胞类。将此细胞分类到白细胞类的方法是:点击尿沉渣结果列表中白细胞所属的行,这时白细胞所属的行处于选中状态。如图3-25右侧所示。然后在图中用鼠标右键点击最后一个细胞,此时最后一个细胞从当前的红细胞类中消失,它将被重新分类到白细胞所属的类中。如图3-26左侧所示。这时红细胞含量和白细胞含量将随着重新分类而改变。如图3-26右侧所示。

如果操作者想撤销所作的修改,只需用鼠标右键点击被分细胞消失的区域即可撤销此修改。注意:撤销只能撤销当前显示的分类所作的修改。如果操作者已经切换到了其他分类,将不能撤销之前分类所作的修改。

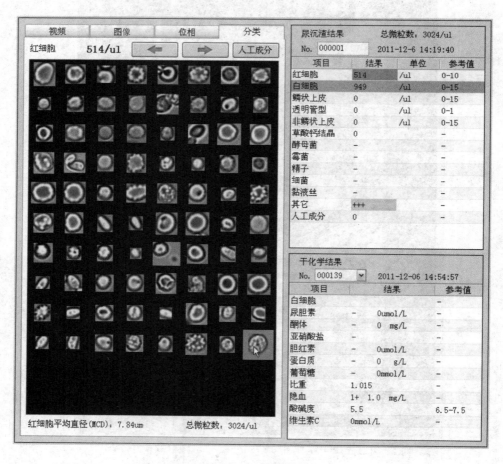

图3-25　分类前

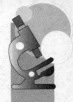

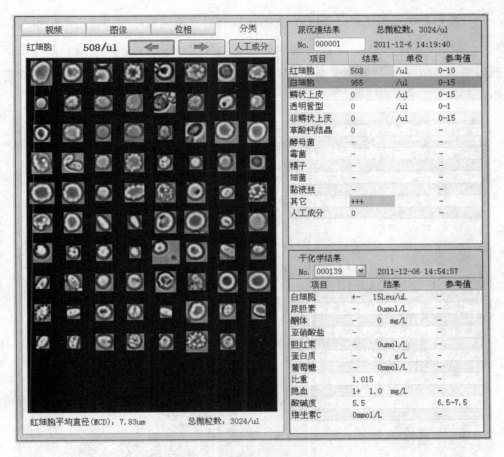

图 3-26　分类后

操作者也可以通过鼠标多选待分类的细胞，将它们一起分到指定类当中。操作方法与单选方式相同。

步骤三：重复以上的步骤，直到所有需要修改的图片都被修改为止。

步骤四：分类完成后，点击右下角的"保存"按钮，重新分类的结果将被直接保存。如果操作者忘记保存，当要查看其他样本结果时，系统会弹出如图 3-27 所示的对话框。点击"确定"按钮将保存对此样本的更改，点击"取消"按钮则撤销对此样本的更改。

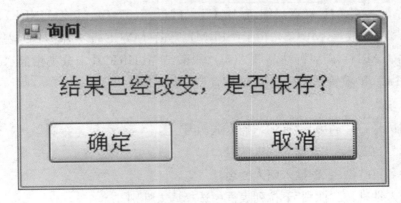

图 3-27　保存分类结果

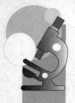

在分类列表中双击任意一个细胞图像,可以查看此细胞在原始图像中的位置及大小(图3-28)。点击 ← 和 → 按钮可以查看前一幅细胞图像和后一幅细胞图像在原始图中的位置及大小。点击"另存为"按钮可以将此完整图像保存到用户指定目录中。

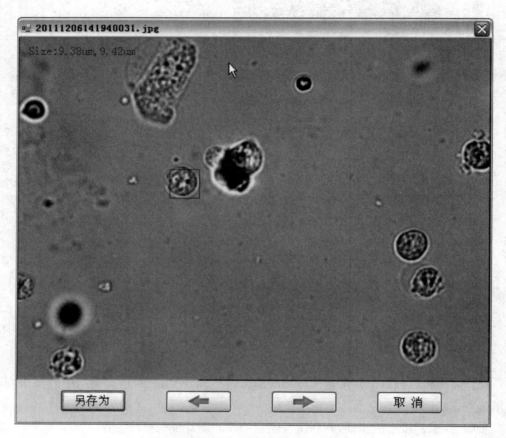

图3-28 原始图像

尿沉渣结果列表中细胞类型如下:红细胞(RBC)、白细胞(WBC)、白细胞团(WB-CC)、鳞状上皮细胞(SQEP)、非鳞状上皮细胞(NSE)、透明管型(HYA)、未分类管型(UNCC)、草酸钙结晶(CAOX)、细菌(BACT)、酵母菌(YST)、其他(UNDF)、人工成分(IMPURITY)、黏液丝(MUCS)、精子(SPRM)、霉菌(MYCETE)、草酸钙结晶(CAOX)、磷酸钙结晶(CAPH)、碳酸钙结晶(CACB)、尿酸结晶(URIC)、未分类结晶(UNCX)、细胞管型(CELL)、颗粒管型(GRAN)、蜡样管型(WAXY)。

⑦信息录入

输入病历号:在"病历号"框输入病人病历号。

输入床号:在"床号"框输入病人床号。

输入姓名:在"姓名"框输入病人姓名。

选择病人性别:在"性别"下拉列表框中选择病人性别。

输入病人年龄:分析仪针对不同年龄段的病人,提供三种年龄输入方式:按"岁"输入、按"月"输入、按"天"输入,分别适用于:一岁以上人群、满月但不满一岁的人群、出生超过一天但未满月的人群。操作者可根据病人的年龄段选择其年龄的输入方式。在"年龄"下拉列表中选择年龄的输入方式,并在年龄单位前的输入框中输入病人年龄。

　　选择病人类型:在"病人类型"下拉列表中选择病人类型或者在列表框中直接输入病人类型。

　　选择样本类型:在"样本类型"下拉列表中选择样本类型或者在列表框中直接输入样本类型。

　　选择临床医生:在"临床医生"下拉列表中选择临床医生或者在列表中直接输入临床医生姓名。

　　选择送检部门:在"送检部门"下拉列表中选择送检部门或者在列表中直接输入送检部门名称。

　　选择送检时间:在"送检时间"下拉列表中选择送检时间或者直接输入送检时间。

　　输入备注信息:在"备注"框中输入样本备注信息。

　　输入审核者和检验者:检验者在自动生成一个样本记录是由系统自动录入,即为当前系统的操作者。审核者在操作者点击"保存"按钮或者点击"打印"按钮后,由系统自动录入,即为当前系统的操作者。

　　完成信息输入后,点击"保存"按钮,则保存对病人信息的修改。当操作者忘记保存时,查看其他样本信息时,会弹出如图 3-27 所示的对话框,提示是否保存。点击"确定"按钮则保存修改,点击"取消"按钮则不保存修改。

　　6. 打印报告

　　(1)检验报告打印样式设定:在打印检验报告之前,请检验医生选择适用的检验报告打印样式。URIT-1000Plus 全自动尿沉渣分析仪提供两种打印方式,即普通打印机打印方式和热敏打印机打印方式。普通打印机提供无图打印和有图打印。请操作者根据所在医院选择适用的格式打印检验报告。

　　检验报告样式设置操作步骤说明如下:

　　步骤一:进入 URIT-1000Plus 尿沉渣分析仪应用程序主界面。

　　步骤二:点击"测试"菜单,打开"测试选项"程序,在测试选项程序左边的目录树中选择"打印设置",然后选择"项目"子目录,打开打印项目设置应用程序主界面,如图 3-29 所示。在程序中,可以点击勾选框的方式选择要打印的样本信息。如果选择"图片"后的勾选框,就会把图片信息加入到打印中。目前提供打印的图片张数为 2 张和 6 张,用户可以根据需要进行选择。选择好要打印的项目,点击"保存本页"按钮,就会把相关的信息保存在打印模版中。"保存所有"按钮将把测试选项程序中所有更改的信息都保存。

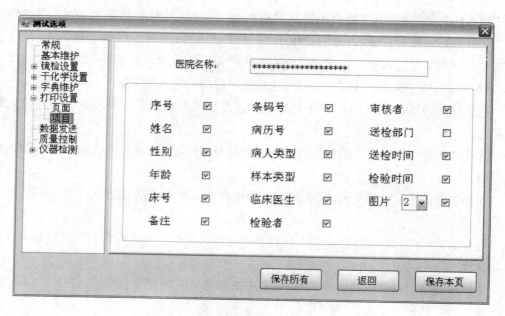

图3-29　打印设置

在测试选项程序的"镜检设置"和"干化学设置"的"项目"程序中,可以对尿沉渣和干化学结果中的项目顺序进行设置。选择某一项目,选择"⬆"和"⬇"按钮,可调节该项目的顺序到指定位置,如图3-30和图3-31所示。

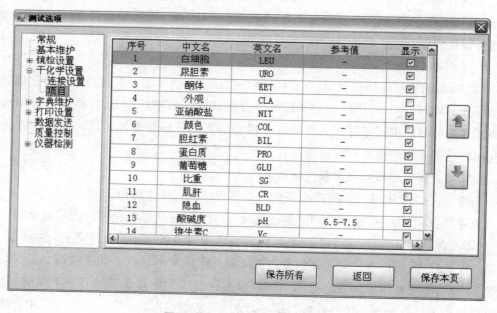

图3-30　干化学打印顺序设置

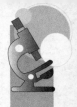

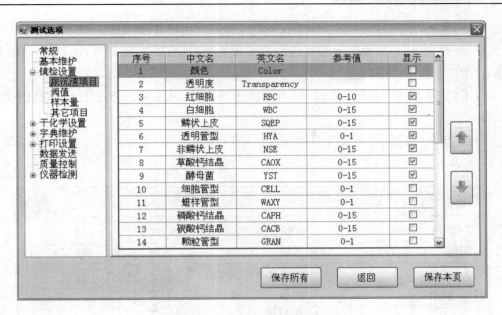

图 3－31　尿沉渣打印顺序设置

步骤三：在"医院名称"一栏中输入医院的名称，然后点击"保存本页"按钮，信息被保存，点击"取消"按钮，退出设置，如图 3－29 所示。

步骤四：在测试菜单下选择"测试选项"，在目录树中选择"镜检设置"中"项目"可以选择要打印的镜检项目名称，在"干化学设置"中"项目"可以选择要打印的干化学项目名称，只要在相应的项目名称后的方框中点击，则保存后该项目结果就会加入到打印中。如图 3－30 和图 3－31 所示。

步骤五：选取好检验报告的适用格式后，就可以进行检验报告的打印了。操作者可以在"系统"菜单的"页面设置"程序中设置打印机、纸张大小、打印方向、页边距等（图 3－32）。

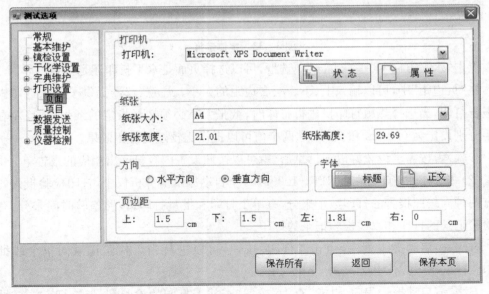

图 3－32　页面设置

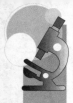

在"打印机"下拉列表中选择分析仪当前连接的打印机名称。

在"纸张大小"下拉列表中选择选用的纸张类型,目前系统能支持 A4 纸、A5 纸、B5 纸的打印以及热敏打印功能。

点击"字体"中的"标题"按钮,可以弹出选择字体,从中可以改变打印标题的字体大小。

点击"正文"按钮,可以改变打印中除标题以外的所有字体的大小。选择字体如图 3-33所示。

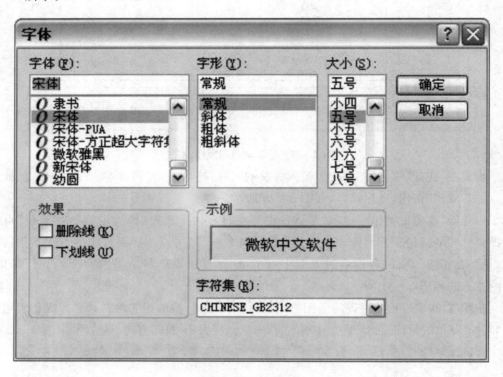

图 3-33 字体选择

点击"水平方向"、"垂直方向"单选框,可以选择页面是水平打印还是垂直打印。

在"页边距"中,可以输入上、下、左、右边距的大小。注意:仪器提供了热敏打印机进行报告打印,当选择热敏打印机进行打印时,纸张大小必须选择指定的纸张,并且左右页边距分别设定为 0.3 cm 和 0 cm,这两个值可以提供比较好的打印效果。

步骤六:按需求设置好以上信息后,就可以按照设置内容打印出相应的报告单。

(2)检验报告打印:在 URIT-1000Plus 全自动尿沉渣分析仪中,打印检验报告的方法有两种。按照报告的打印数量来分,有单个打印和批量打印;按照检验时间来分,有当天检验记录的打印和以往检验记录的打印。

方法一:启动报告程序,点击"打印"按钮,可以进行当天检验记录的单个或批量打印。

方法二:启动报告程序,点击"查询"按钮,查找需打印的检验记录,查询方法详见数据查询。点击"打印"按钮,可以进行以往检验记录的单个或批量打印。

(3)检验报告打印操作说明

①单个样本打印操作步骤:

步骤一:启动报告程序。

步骤二:在报告界面的"样本列表"中选择需要打印的一条检验记录。

步骤三:检查镜检记录相对应的病人资料、干化结果、镜检结果和采集图片进行审核,查看相应的数据是否正确。

步骤四:点击"打印预览"按钮,查看检验报告的打印效果。图 3-34 是无样本图像的打印预览效果。图 3-35 和图 3-36 为 6 张图片和 2 张图片的预览效果,图 3-37 为热敏打印预览效果,图 3-38 为加入红细胞相位图的打印效果。注意:在报告单格式固定的情况下,为节省时间,操作者可以不进行此步骤操作。

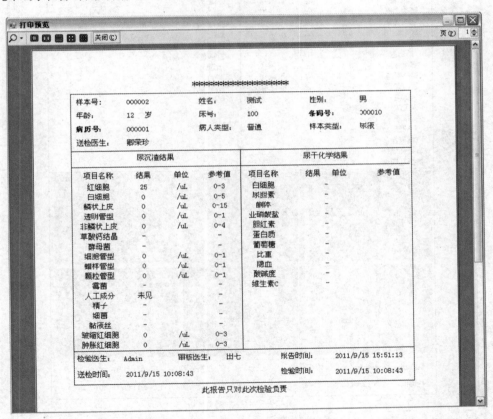

图 3-34 无样本图像的打印预览效果

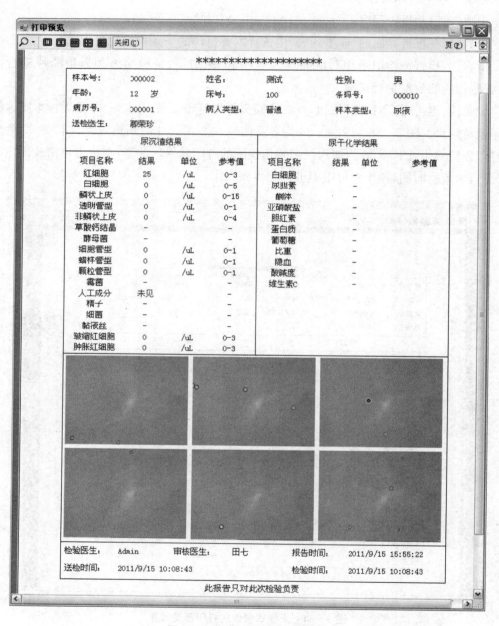

图 3-35　6 张图打印预览效果

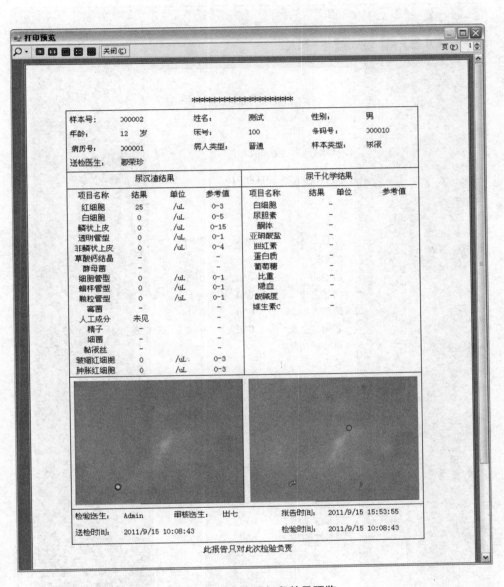

图 3－36　2 张图打印效果预览

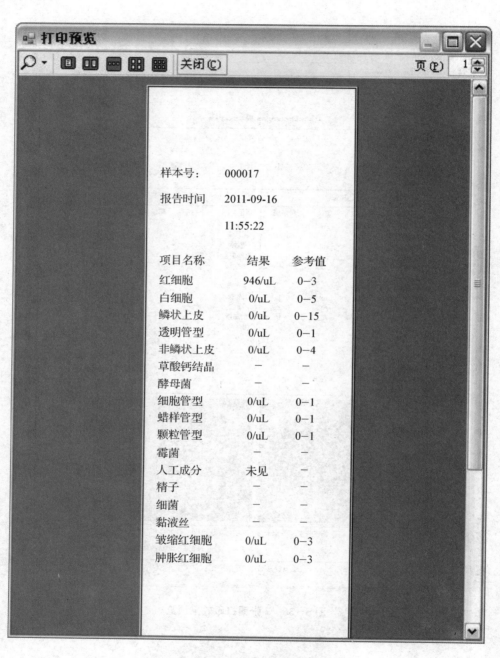

图 3 - 37　热敏打印效果预览

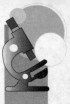

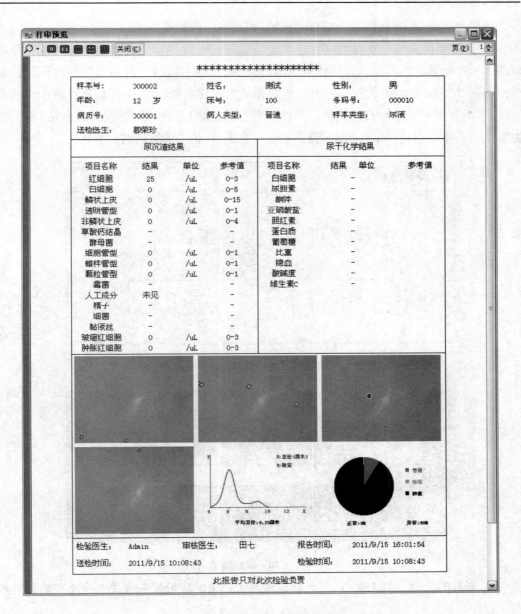

图 3-38　带相位图效果预览

步骤五:若直接打印,点击报告程序界面上的"打印"按钮,完成单个检验报告的打印。

②批量打印操作步骤:

步骤一:启动报告应用程序。

步骤二:在样本列表中选择多条记录。

步骤三:如果要批量打印的检验报告单的样本号为连续的,请直接拖动鼠标进行选择,然后点击"打印"按钮,完成多个检验报告的打印。

步骤四:如果要批量打印的检验报告的样本号不是连续的,请按住键盘的 Ctrl 键,逐

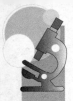

一选择要打印的记录,然后点击"打印"按钮,完成多个检验报告的打印。

7. 正常退出系统 在确保所有样本已经检测完成后,单击"关机"菜单按钮,会弹出如图 3 - 39 所示的提示框。当操作者点击"清洗关机"单选按钮,并点击"确定"按钮,会弹出如图 3 - 40 所示的关机清洗程序,这时系统自动注入清洗液 B,然后进行两个通道的清洗,再灌注两个通道后自动关机。当操作者点击"重启系统"单选按钮,并点击"确定按钮",这时会重新启动 WINDOWS 操作系统。点击"取消"按钮则退出关机。

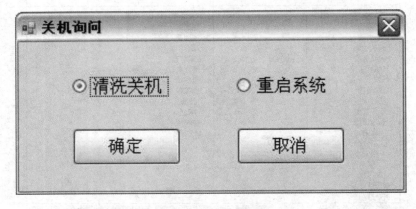

图 3 - 39 关机询问

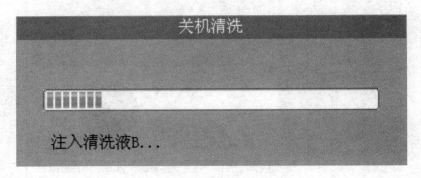

图 3 - 40 关机清洗

8. 废液的处理 每天关机、下班前请将当天产生的废液按院有关医疗废弃物处理规程进行处理。

(严家来 陈雨京 潘 峰)

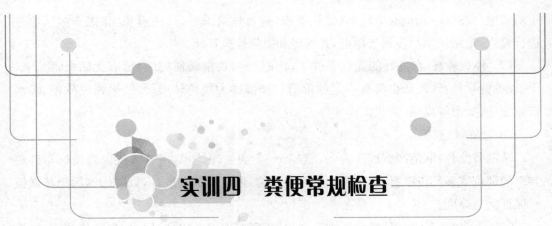

实训四　粪便常规检查

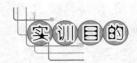

正常粪便主要由未被消化吸收的食物残渣、消化道的分泌液、大量的细菌及水分、无机盐组成。粪便常规检查(fecal routine test)是临床最常用的检验项目之一,主要作用包括:①了解消化道有无炎症、出血、寄生虫感染、恶性肿瘤等;②根据粪便的性状、组成判断胃肠、肝胆、胰腺等器官的功能状态;③分析肠道有无致病菌及菌群失调。

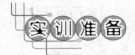

不吸水的洁净容器(收集粪便用)、试管、一次性医用手套或医用乳胶手套、滴管、显微镜、载玻片、生理盐水、稀冰醋酸溶液、过氧化氢溶液(3%)、邻联甲苯胺试剂(10 g/L)、人血红蛋白单克隆胶体金试剂盒、粪便分析工作站(配套样品杯、试剂等)、记录本、记号笔等。

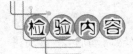

1. 一般性状检查　如气味、颜色、形状、有无异物等。

2. 显微镜检查　如红细胞、白细胞、寄生虫卵、真菌孢子等。

3. 化学检查　粪便隐血试验(FOBT)。

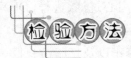

1. 步骤

(1) 留取待检合格的粪便标本,对不合格标本应耐心细致地向送检人解释原因,要求

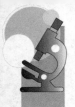

重新留取。将标本和检验申请单(常规检查)进行核对编号,严格避免"张冠李戴",逐一进行检查,把结果填写在报告单上,并签名和报告检验日期。

(2)外观观察:在良好的光线条件下,肉眼仔细观察粪便的颜色,有无脓血,稀、软、干、硬的性状,特殊气味也具有一定的价值。如描述为黑色球形硬便、果酱色软便、稀水样脓血便、成形鲜血便、蛋花汤样便等。

(3)显微镜观察

①制备涂片:取洁净载玻片一张,滴加 1~2 滴生理盐水,用竹签挑取粪便标本外观异常的部位或多部位取材,与生理盐水混合均匀,最好加盖盖玻片,以防标本污染显微镜并保证涂片厚度。

②镜下观察:首先在低倍镜下浏览全片,观察有无寄生虫卵、原虫、食物残渣等,再换高倍镜,从左至右,从上到下,仔细观察,①红细胞:有折光性,草黄色,双凹小球形;②白细胞:形态多退化、肿胀;③吞噬细胞;④上皮细胞;⑤未消化吸收的物质,淀粉颗粒、脂肪球等;⑥注意有无结晶、大的异常细胞、寄生虫卵、滴虫及真菌等。观察 10 个视野,取平均值报告。

(4)粪便隐血试验:消化道出血(尤其是上消化道出血)的病人,大便中含有被消化液破坏了的红细胞,大便变成黄褐色或黑色,此时隐血试验出现阳性反应,所以此项检查对消化道出血有诊断意义。

①湿化学法(邻联甲苯胺法):操作:竹签挑取有明显病理变化的粪便部位置于玻片上;滴加含过氧化氢的邻联甲苯胺 1~2 滴;观察结果,根据颜色变化及时间确定阴性及阳性程度。

②免疫法(单克隆胶体金法):操作:取洁净干燥的试管 1 只,加入 0.5 ml 蒸馏水,取约 50 mg 粪便搅匀成悬液;打开试纸条,浸入试纸条,5 分钟内(或按说明书)观察结果;判断结果。

(5)粪便沉渣工作站(以 XD-F6001A 型粪便沉渣工作站为例):以下列出操作关键步骤,具体见附 4.1 XD-F6001A 型粪便沉渣工作站操作流程:①打开 UPS 电源开关。②打开连接主机系统的专用插线板开关。③打开外设仪器(打印机、显示器等)的电源,再打开主机电源。④打开计算机启动开关,进入 XP 操作系统。⑤仪器启动后,将自动进入 XD-F6001A 全自动粪便分析系统应用程序。如没有进入系统,请点击桌面"全自动粪便分析系统.exe"快捷方式。⑥将粪便样本按顺序放入进样盘,根据测试需要往 OB 盒中放入一定数量的 OB 板。⑦在主界面中,可直接点击"检测"按钮,启动粪便分析程序。仪器将自动进行试管的移动、样本试管的识别、外观性状照相、混匀离心过滤、进样、OB滴样、镜检等动作。⑧在 XD-F6001A 全自动粪便分析系统进行检测的同时,可以进行病人资料录入操作,并对仪器自动检出的计数结果进行审核、辅判、修正以及打印检验报告。⑨关机时点击"退出"按钮,先退出检测程序,在仪器的提示下放入清洗液对仪器进行保养维护,再退出主界面。⑩若是想关闭仪器,那么请先关闭电脑系统,再切断 XD-

F6001A 全自动粪便分析系统的供电电源,并及时处理废液。

2. **正常结果**　正常粪便外观为成形软便、黄褐色,婴儿粪便稀软、黄绿色或金黄色;显微镜检查红细胞(小于 3 个/HP)、白细胞(小于 5 个/HP)、上皮细胞、食物残渣少量或阴性,无寄生虫卵、原虫、吞噬细胞;隐血试验(OBT)阴性(一)。

3. **注意事项**　为保证结果的准确,防止出现假阳性或假阴性,应注意:①取材应在有明显病理变化的部位或多部位取材,以提高阳性检出率;②镜检时最好观察 10 个视野;③隐血试验前应嘱咐患者素食(不含动物源性血制品、瘦肉等)及停用含铁剂、铋剂等药物 3 天以上。

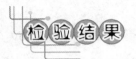

填写或粘贴检验报告单。

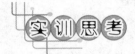

1. 如何提高粪便寄生虫检验的阳性率? 寄生虫病有哪些实验诊断技术?

2. 粪便隐血试验的标本留取有何特殊要求?

3. 请你对粪便隐血试验化学法和免疫法的优缺点进行比较。

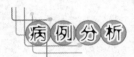

1. 某患者,男,农民,20 岁。主诉有腹泻、血便,大便次数、腹泻 5 月余,抗生素治疗未好转。血液检查:白细胞 15.3×10^9/L,中性粒细胞占 75%;尿液检验正常;粪便检查:黏液脓血便,有腥臭味,镜下白细胞"2+",红细胞"4+",偶见夏格-雷登结晶和吞噬细胞。请你依据以上资料,①考虑该患者最有可能诊断为什么病? ②为什么?

2. 某患者,8 岁男童,发热、呕吐、腹痛、腹泻就诊。大便次数增多,里急后重。血液检查:白细胞 12.5×10^9/L,中性粒细胞分叶核占 70%;尿液检查正常;粪便检查:脓性黏液样便,脓中带血,镜下白细胞"3+",红细胞+。请你依据以上资料,考虑该患者最有可能诊断为什么病?

3. 某患者,女,35 岁,IT 白领。主诉:腹部隐痛,多在饭前,常有吐酸水,时间近一年,疲乏,有贫血貌,食欲欠佳。血液检查:白细胞 9.8×10^9/L,中性粒细胞分叶核 56%,红细胞 3.2×10^{12}/L,血红蛋白 75 g/L;生化检查大致正常;尿液检查正常;粪便次数正常,粪便外观褐色,镜检正常,粪便隐血试验时有阳性。请你依据以上资料,考虑该患者最有可能诊断为什么病?

4. 李某某,男,18 岁。因反复头晕、乏力 2 年,加重 3 个月入院。患者于两年前无明显诱因出现疲乏、无力、渐头晕,活动后心悸、气促,在当地医院检查,血红蛋白 62 g/L,服

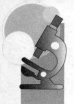

铁剂、叶酸治疗3周,上述症状有所改善,血红蛋白上升至100 g/L,自行停药。1年前又出现上述症状,经服铁剂2个月症状有改善。3个月前再次出现头晕、乏力、面色苍白,上三楼感心悸、气喘,无发热、无身目黄染,无皮肤出血点。为进一步治疗入院。食欲尚可,小便无异常,大便成形,1次/日,未留意过大便颜色,体重无明显下降。既往史、个人史、家族史无特殊。查体:T 36 ℃,P 90 次/分,R 18 次/分,BP 150/90 mmHg,神清,发育正常,营养中等,中度贫血貌,皮肤无出血点,浅表淋巴结不大,结膜苍白,巩膜无黄染,心、肺、腹无特殊体征。神经系统检查正常。

请问:①以上检查有何疏漏? ②你觉得应再做什么检查? 有何意义?

（严家来　徐素仿）

【附4.1】　XD－F6001A型粪便沉渣工作站操作流程

★★★注:建议操作人员详细阅读该部分,以便能正确操作仪器。

1. 日常操作简要说明　操作人员即"操作者"在日常工作中进行粪便有形成分分析时可按图4－1所示使用说明进行样本的检测、审核、报告、维护。

开启主机电源,进入XP操作系统

点击" 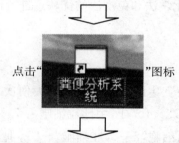 "图标

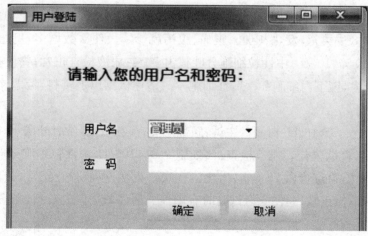

"用户登录"选择"用户名"并输入"密码","确定"后进入程序主界面

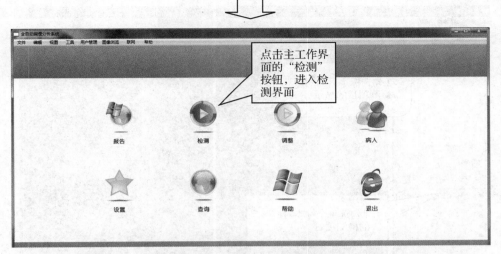

点击主工作界面的"检测"按钮,进入检测界面

仪器自检完毕,把标本编号并放入进样盘中,往 OB 盒中添加适当数量的 OB 板

点击工作界面的"检测",仪器会自动进样和镜检计数

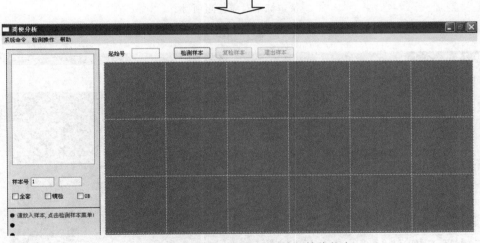

仪器自检完毕,进入样本检测前的等待状态

样本检测前注意事项:

(1) 往 OB 盒中添加适当数量的 OB 板;

(2) 将带有条形码的标本放入进样盘,注意只能放置在进样盘 1~26 号位置,27~32 号空置;

(3) 选定每个标本对应的"检测项目",如:"0001"号标本检测项目对应为"全套";"0002"好标本标本检测项目对应为"OB"等。

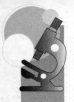

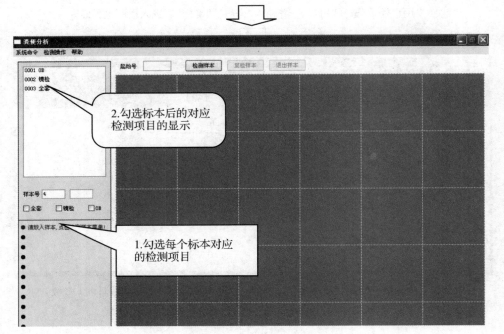

选定标本对应检测项目

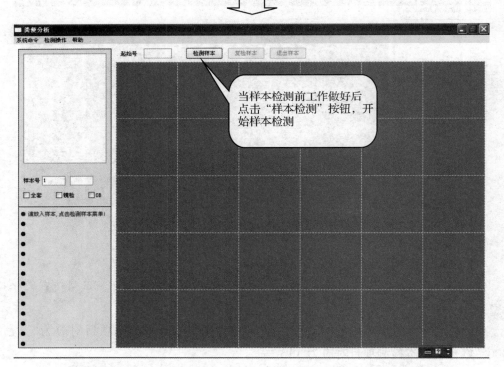

当样本检测前工作做好后,点击"样本检测"按钮,开始样本检测。

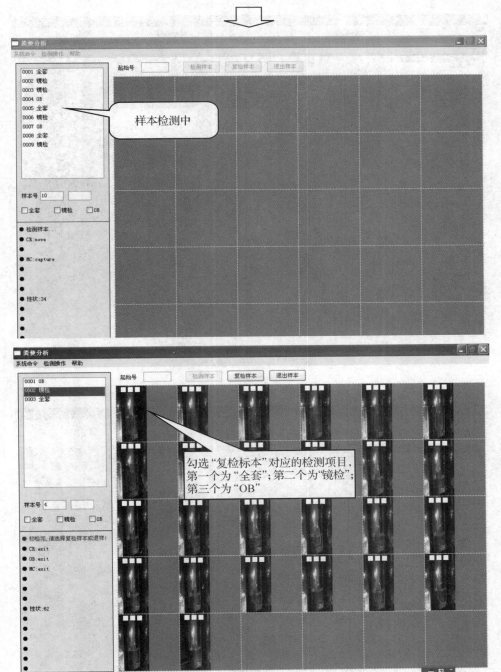

样本检测中

所有标本检测完成后,如果您要复检,则选定"复检标本"对应的检测项目:第一个为"全套";第二个为"镜检";第三个为"OB"。

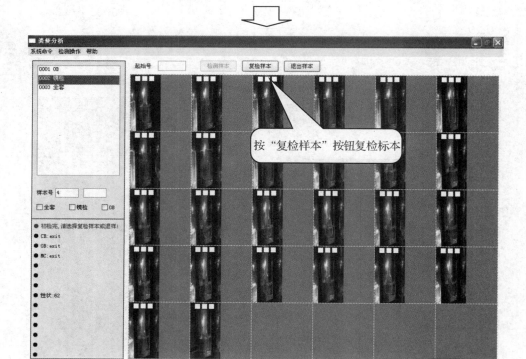

按"检样本"按钮复检标本

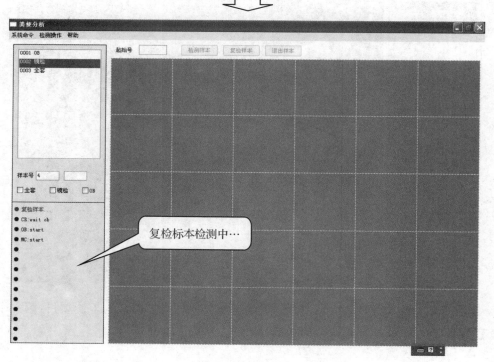

复检标本检测中……

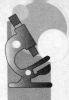

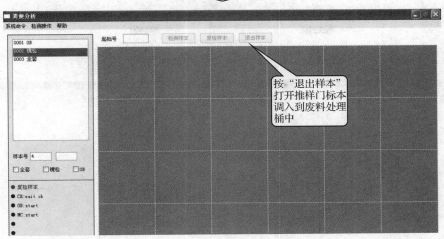

标本复检检测完成后，按"退出样本"，打开退样门标本掉入到废料处理桶中。

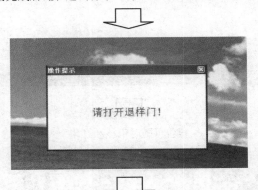

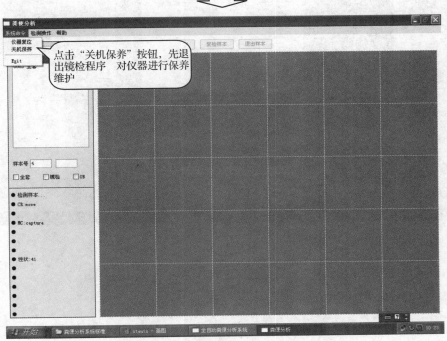

关机时点击"关机保养"按钮,先退出镜检程序,在仪器的提示下放入清洗液对仪器进行保养维护,再退出主界面。

病人资料可随时输入(主界面"病人"可输入)

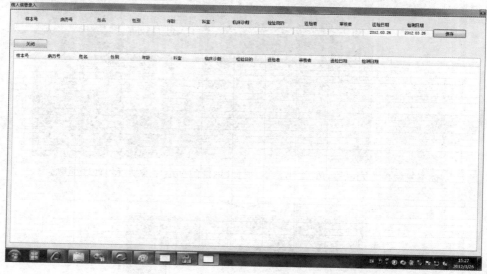

报告可随时审核和打印

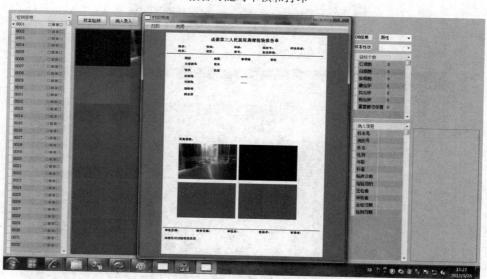

退出、保养、关机

图4-1　简明操作流程图

步骤一:打开 UPS 电源开关。

步骤二:打开连接主机系统的专用插线板开关。

步骤三:打开外设仪器(打印机、显示器等)的电源,再打开主机电源。

步骤四:打开计算机启动开关,进入 XP 操作系统。

步骤五:仪器启动后,将自动进入 XD-F6001A 全自动粪便分析系统应用程序。如没有进入系统,请点击桌面"全自动粪便分析系统. exe"快捷方式。

步骤六:将粪便样本按顺序放入进样盘,根据测试需要往 OB 盒中放入一定数量的 OB 板。

步骤七:在主界面中,可直接点击"检测"按钮(图 4-2),启动粪便分析程序。仪器将自动进行试管的移动、样本试管的识别、外观性状照相,混匀离心过滤、进样、OB 滴样、镜检等动作。

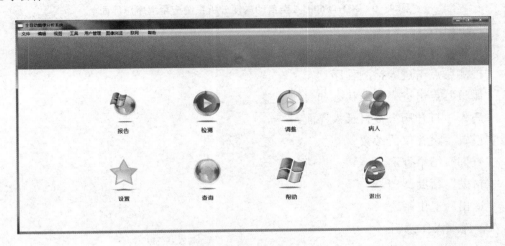

图 4-2 检测登录

步骤八:在 XD-F6001A 全自动粪便分析系统进行检测的同时,可以进行病人资料录入操作,并对仪器自动检出的计数结果进行审核、辅判、修正以及打印检验报告(见详细说明)。

步骤九:关机时点击"退出"按钮,先退出检测程序,在仪器的提示下放入清洗液,对仪器进行保养维护,再退出主界面。

步骤十:若是想关闭仪器,那么请先关闭电脑系统,再切断 XD-F6001A 全自动粪便分析系统的供电电源,并及时处理废液。

2. 应用程序主界面功能模块介绍 XD-F6001A 全自动粪便分析系统应用程序主界面见图 4-3。

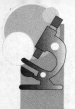

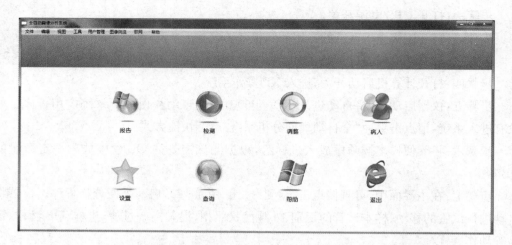

图 4‐3　XD‐F6001A 全自动粪便分析系统应用程序总界面

日常操作：

"报告"：打开查看并审核结果，并打印。

"检测"：点击进入检测程序。

"调整"：点击进入仪器状态和参数调整。

"病人"：打开病人资料录入界面。

"设置"：设置仪器参数。

"查询"：结果查询。

"帮助"：帮助文档。

"退出"：退出系统。

3. 详细操作说明

（1）应用程序的登录

步骤一：依次打开 UPS 稳压电源、插线板、打印机、显示器、主机所有电源开关，仪器各部件启动自检，可同时启动主机计算机。

步骤二：进入 WIN‐XP 操作系统界面，点击操作系统桌面上"粪便分析系统.exe"快捷方式（图 4‐4）。

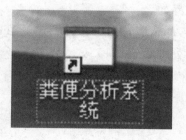

图 4‐4　应用程序快捷方式

步骤三：在"用户登录"界面选择相应的用户名并输入密码（图 4‐5），进入 XD‐F6001A 全自动粪便分析系统操作主界面。

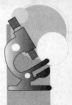

图 4-5 用户登录

登录界面主要进行用户身份验证,"用户名"包括管理员和操作者。选取自己的"用户名"后,在"用户密码"框中输入自己设定的密码,点击"确定"按钮将进入仪器操作主界面。

步骤四:如果是第一次使用本公司产品,请根据需要并在售后工程师的指导下对仪器的相关运行参数进行设置(图 4-6)。

图 4-6 参数设置

(2)粪便分析

步骤一:在 XD-F6001A 全自动粪便分析系统应用程序主界面中,点击"检测"按钮,启动 XD-F6001A 全自动粪便分析系统粪便分析程序。

步骤二:将粪便样本按顺序放入进样盘,根据测试需要往 OB 盒中放入一定数量的 OB 板。

步骤三:点击主程序界面上的"检测"按钮,进入粪便分析程序(图 4-7)。仪器将自动进行试管的移动、样本试管的识别、外观性状照相,混匀离心过滤、进样、OB 滴样、镜检等动作。

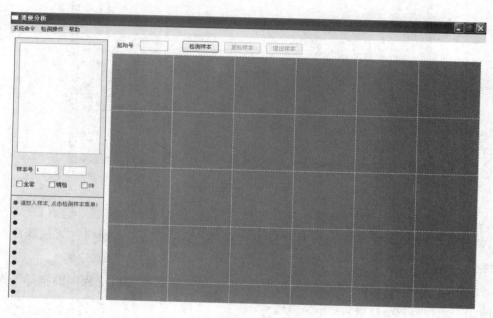

图 4-7 粪便分析检测界面

步骤四:在 XD-F6001A 粪便分析系统进行检测的同时,可以进行病人资料录入操作,并对仪器自动检出的计数结果进行审核、辅判、修正以及打印检验报告,以下将详细说明。

★★送样装置的试管盘在检测时,不能移动或取出。

★★有关编号的注意事项:初次操作者使用本仪器时,粪便样本最好先编号或贴好条码。

(3)"检测"程序界面简介

①界面说明:如图 4-8 所示,粪便有形成分分析程序主界面分 4 个区域,它们分别是:功能操作区、显微镜视野区、样本分类检测显示区、信息提示区。

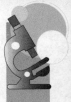

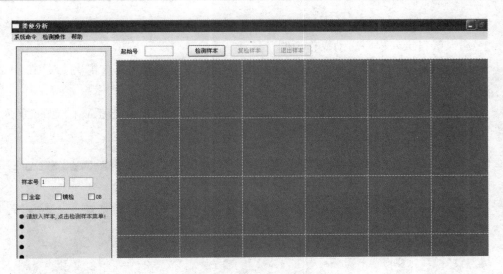

图 4－8　自检完成后状态

这 4 个区域的主要功能为：

功能操作区：进行粪便有形成分检验的各种操作。

显微镜视野区：将显微镜视野图像显现给用户。

样本分类检测显示区：对样本勾选分类检测（全套、镜检、OB），默认为全套。

信息提示区：对样本镜检过程中的各种情况进行人性化提示，以便操作者能更好地操作。

②功能操作区说明：如图 4－9 所示，在功能菜单区域内，主要有"检测样本"、"复检样本"、"退出样本"三个工具按钮（图 4－9）。它们的作用分别为：

"检测样本"按钮：单击"检测样本"按钮，仪器进行正常检测工作。

"复检样本"按钮：单击"复检样本"按钮，仪器进行复检工作。

"退出样本"按钮：打开退样门，让样本采集管落到垃圾桶中。

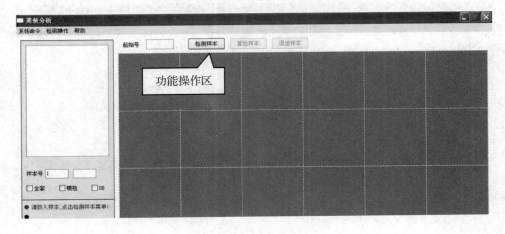

图 4－9　功能操作区

（4）"检测"程序病人资料输入操作说明

①病人资料录入程序启动操作说明

方法一：在 XD－F6001A 粪便分析系统应用程序主界面中，点击"病人"按钮（图4－3）。

方法二：在主界面中，点击"报告"按钮，进入报告分析界面，点击工具栏上的"病人资料"（图4－10）。

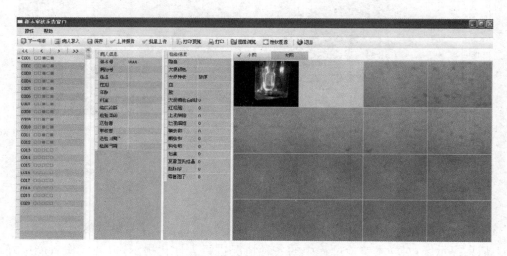

图4-10 病人资料界面

②病人资料录入操作说明：在检测程序界面中，点击"病人资料"工具按钮，将启动病人资料录入程序（图4－11），可按顺序输入病人姓名、性别、年龄（岁、月、天）等病人信息。若当前样本号的病人资料输入完毕即可点击"保存"，系统会将样本号自动递增（同新增按钮），并可继续输入下一个病人资料，全部输完并保存后可直接退出。病人资料的输入不影响仪器的检测工作，可一次输完全部病人资料，也可分多次单个输入。

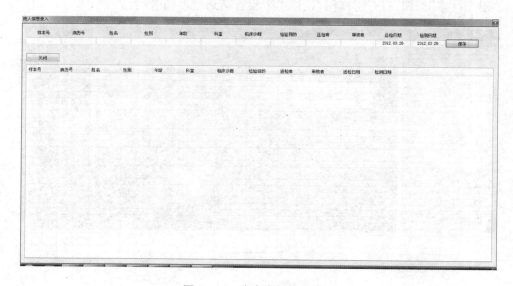

图4-11 病人资料输入窗口

若仪器与医院管理系统并网,在病人资料录入程序中还提供了住院病人资料快速录入的功能。具体操作方法为:输入病人的住院号并敲回车键,如果已经录入了该住院病人的详细资料,那么在将鼠标点击其他输入框时,系统会自动将已录入的病人资料显示在该程序界面中。

如图4-12病人资料输入设置界面中,可以选择自己所需要的内容,并保存在报告审核程序(图4-13)的"病人资料"一栏中,也可以进行病人资料录入的操作。其资料录入方法与上述类似。

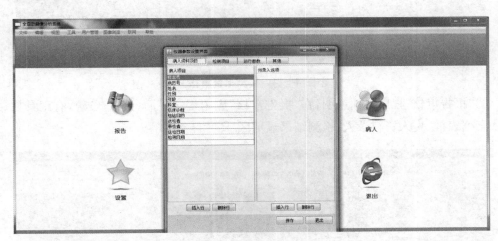

图4-12 病人资料输入设置窗口

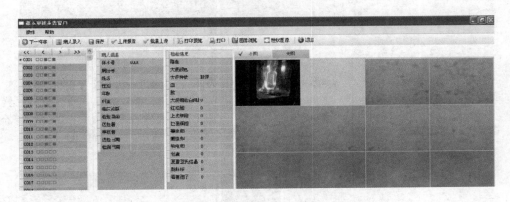

图4-13 报告审核中病人资料显示与输入窗口

(5)报告审核程序操作说明

①"报告审核"程序启动操作步骤:在"报告"程序界面中,点击"保存"工具按钮(图4-14)即对该样本审核并保存结果。

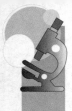
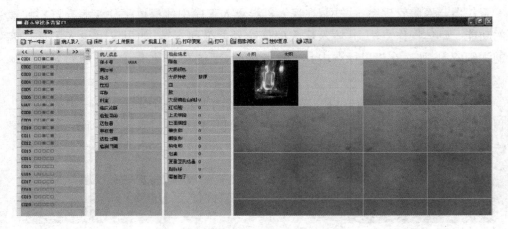

图 4 - 14　检测报告审核

②"报告审核"程序界面说明：在"报告审核"应用程序界面（图 4 - 15），有工具栏、样本状态列表框、病人资料录入、检测结果显示区、图片区等内容。

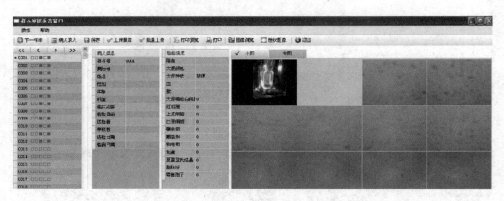

图 4 - 15　报告审核界面

A. 报告审核界面说明。

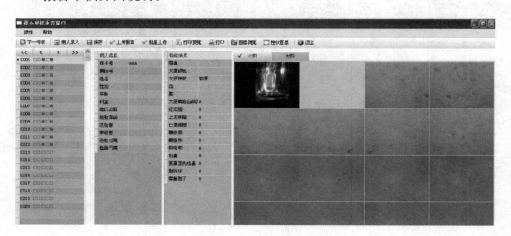

图 4 - 16　结果栏说明

B. 打印报告。

打印方法一：在报告界面中打印（图 4 - 17），点击"打印预览"或"打印"，打印当前的报告。

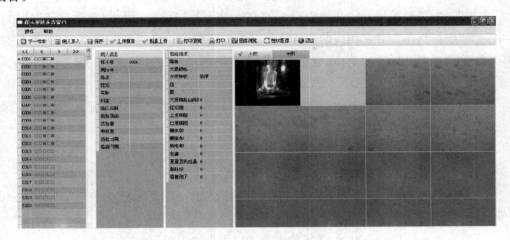

图 4 - 17　在报告界面中打印

打印方法二：

在主界面中"查询"应用程序中打印检验报告。

＊单个打印操作步骤：

步骤一：按"查询"按钮，进入"查询统计"界面。

步骤二：使用查找功能，在病人资料表中选中需要打印的一条检测记录。

步骤三：请对与检测记录相对应的病人资料、检测结果和需要打印的图片进行审核，查看相应的数据是否正确。

步骤四：若要先查看该检验报告的打印效果之后再进行报告打印，请用鼠标单击"打印预览"按钮，在"打印预览"应用程序界面（图 4 - 18）里对需要打印的检验报告进行浏览，确认后单击"打印"按钮，完成单个检验报告的打印。

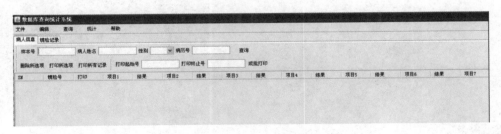

图 4 - 18　打印预览应用程序界面

步骤五：若直接打印，请用鼠标单击"选取打印"按钮，完成单个检验报告的打印。

＊批量打印操作步骤：

步骤一：按"统计查询"按钮，进入"统计查询"界面。

步骤二：请用鼠标在病人资料表中可以选取多个（按 Ctrl 键点击）检验样本记录，再单击"选取打印"按钮，完成多个检验报告的打印。

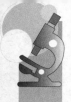

步骤三：按"统计查询"按钮，进入"统计查询"界面。如果要批量打印的检验报告的样本号为连续的，请选择"连续打印"，并在相应的位置输入需要连续打印的检验报告样本号的起始号码和终止号码，然后单击"打印"按钮，完成多个检验报告的打印。

步骤四：如果要批量打印的检验报告的样本号不是连续的，请在"批量打印"应用程序中选择"选择打印"，并在相应的位置输入多个需要打印检验报告的样本号（例如，选择打印：如打印 1 和 3 样本的单，则请输入"1；3；"），然后单击"打印"按钮，完成多个检验报告的打印。

步骤五：也可以用鼠标单击"汇总打印"按钮，打印在病人资料表中显示的所有记录，完成多个检验报告的打印。

4. 正常退出系统操作步骤

步骤一：所有样本已经检测完成后，点"退出"。

步骤二：仪器会自动进行反向清洗，并关闭检测程序，退回到 XD-F6001A 粪便分析系统应用程序主界面。

步骤三：点击 XD-F6001A 粪便分析系统应用程序主界面的"退出"。

步骤四：关闭计算机和电源。

5. 废液的处理

（1）废液的成分：产生的废液主要是粪便样本与试剂的混合物，某些医院因样本量少而长久不清洗废液瓶，将会挥发出浓烈的氨臭。

（2）废液的处理与排放：每天关机、下班前请将当天产生的废液按院有关医疗废弃物处理规程进行处理。试剂本身含有灭菌防腐成分，对废液中细菌的生长有一定的抑制和杀灭能力。

（严家来　陈雨京　陈正徐）

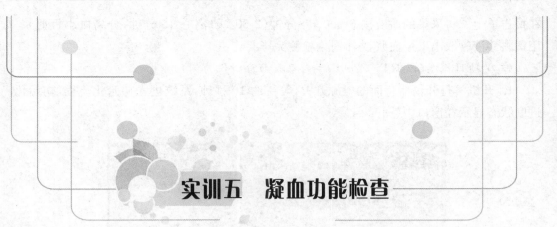

实训五　凝血功能检查

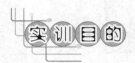

凝血功能是指机体在血管受损时所具有的由凝血因子按照一定顺序相继激活而生成凝血酶,最终使纤维蛋白原变成纤维蛋白而促使血液凝固的能力。凝血功能检查的临床意义为:①检测出血性疾病和血栓性疾病;②手术前止血功能的判断;③临床用药的监测;④弥散性血管内凝血的检测。

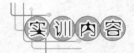

1. 凝血功能检查　主要包括血浆凝血酶原时间(PT)测定。
2. 活化部分凝血活酶时间(APTT)测定。
3. 血浆凝血酶时间(TT)测定。
4. 纤维蛋白原(FIB)测定。

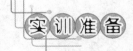

一次性塑料注射器、压脉带、碘附、消毒棉球或棉签、硅化玻璃试管或塑料管、试管架、离心机、移液枪、吸头、血凝仪(配套的试剂、热敏打印纸)、记录本、记号笔等。

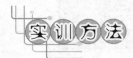

(一)标本的采集与处理

静脉采血,0.109M(3.2％)枸橼酸三钠与全血按1∶9比例迅速混匀。将标本和检验申请单进行核对,防止"张冠李戴"。逐一进行检查,并把结果、签名和报告检验日期打印在报告单上。将采集的血液按 3 000 转/分钟(2 500 g)离心 15 分钟,分离血小板血浆。用塑料移液管取出上层血浆,2 小时内检测完毕。

(二)项目检测(以 RT-2204C 半自动凝血分析仪为例)

1. 开机 打开仪器背面的电源开关,等待约 10 秒钟,系统进入初始化流程,初始化进度状态显示在窗口中(图 5-1)。

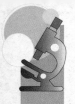

图 5-1 开机

开机流程结束后,进入主菜单窗口(图 5-2)。

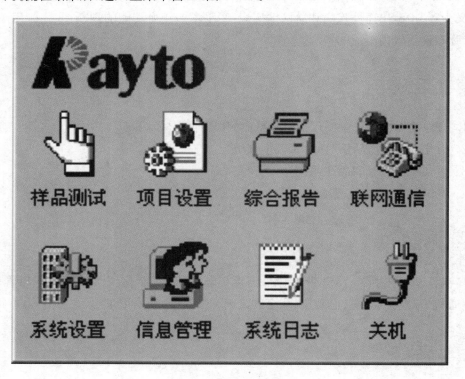

图 5-2 主菜单窗口

2. 在主菜单中按 样品测试 键,进入项目测试。(通常情况下仪器开机后需要预温 15~30 分钟,如果温度未达到预定范围,则会显示等待窗口。请务必保证测试时温度达到预定范围,否则会影响结果的准确性!)

3. 样品测试(以上海太阳试剂为例)

(1) PT 检测

试剂准备:PT 试剂恢复至室温后,按瓶签上标明剂量,准确加入 PT 复溶液,置 37 ℃ 预温 30 分钟,用前颠倒混匀。

取待测(质控或参照)血浆 50 μl,37 ℃ 孵育 180 秒,加入已预温至 37 ℃ 的 PT 试剂 100 μl,记录凝固时间。

(2) APTT 检测

试剂准备:久置产生鞣花酸酯沉淀,用前颠倒混匀,不影响质量。

取待测(质控或参照)血浆 50 μl,加入 APTT 试剂 50 μl,37 ℃ 孵育 300 秒,加入已预温至 37 ℃ CaCl₂ 溶液 50 μl,记录凝固时间。

(3) TT 检测

试剂准备:TT 试剂冻干品中加蒸馏水后,应在 3 分钟内完全溶解,溶解后呈无色透明溶液,不得有异物和沉淀。

取待测(质控或参照)血浆 50 μl,37 ℃ 孵育 180 秒,加入已预温至 37 ℃ 的 TT 试剂 50 μl,记录凝固时间。

(4) FIB 检测

试剂准备:取 50 μl 血浆加入 450 μl 生理盐水中,作 1∶10 稀释。

取 1∶10 稀释的血浆 100 μl,37 ℃ 预温 180 秒,然后加入 50 μl 已预热的凝血酶试剂,记录凝固时间。

(三) 正常结果

PT:10～14 秒。超过参考值 3 秒以上为异常。

APTT:22～38 秒。超过参考值 8 秒为可疑;超过参考值 10 秒为异常。

TT:10～16 秒。超过参考值 3 秒为异常。

FIB:2～4 g/L。

(四) 注意事项

1. 原包装试剂 2～8 ℃ 密闭保存,有效期内稳定。

2. 开封后,2～8 ℃ 或室温(18～25 ℃)下保存,3 个月稳定。

3. 不用时 2～8 ℃ 保存,可延长使用期,严禁冻融。

4. 与样品接触的所有器材必须采用塑料或硅化玻璃材质。

5. 某些药物如口服避孕药、雌激素、门冬酰胺酶,影响测试结果。

6. 样本采集和处理不当,都会使凝固时间缩短或延长。

7. 妊娠和急性炎症会影响某些测试结果。

8. 仪器用电源应使用标准的带地线的三芯电源插座且接地良好。打开仪器,预温 10 分钟,待温度指示灯亮之后,方可进行操作,以保证测量精密度。

9. 使用的样品杯应为一次性产品,以免影响测量精密度。

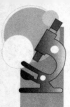

10. 加入试剂时应规范操作,避免产生气泡,并且保持动作的一致性。为了保证测试结果的准确性,请保证按键动作与加入启动试剂在同时发生。

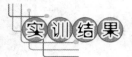

填写或粘贴检验报告单。

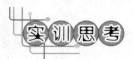

1. 如何分离乏血小板血浆? 为何要分离乏血小板血浆?

2. 检测时用加样枪加血浆与试剂有哪些要求?

3. PT、APTT、TT、FIB 检测,临床意义有哪些?

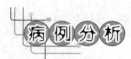

1. 某患者,14 岁,学生,曾于 8 年前因手指被割破后流血不止,以后经常鼻出血,关节青紫肿痛,活动受限。近半个月来,左眼球红肿高突,视力减退,肘腿关节肿大,步履困难。

首先考虑该患者为何种疾病? 建议做何种检查? 可能会出现的阳性结果有哪些?

2. 某男性患者,21 岁,因骑自行车被刮倒,膝关节受伤,血肿达半月不消。检查结果如下:血小板 150×10^9/L,凝血时间 23 分钟(正常对照 12 分钟),APTT 90 秒(正常对照 30 秒)。

请问:①以上检查结果哪些不正常? ②考虑以上检查结果,你认为哪种病的可能性大?

3. 李某,女,25 岁,已婚,妊娠 39 周,3 个小时前开始下腹部有阵发性痛就诊入院,随即分娩后觉气促加重,呼吸达 28 次/分,心悸,心率达 130 次/分,血压下降至 11/8 kPa,产道出血,出血量约达 1 200 ml 以上,且流出血不凝固。实验检查结果:APTT 85 秒(对照 48 秒),PT 25 秒(对照 14 秒),TT 21 秒(对照 12 秒),FIB 0.98 g/L。3P 试验(3+),外周血红细胞碎片>6%,D-二聚体试验(胶乳法)(2+)。

本例产后出现产道大出血,应考虑哪些疾病? 为明确诊断,需进一步做哪些实验室检查?

(孟德娣　徐素仿)

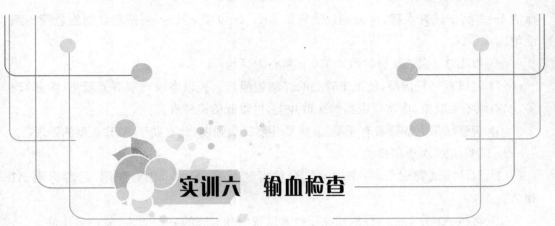

实训六 输血检查

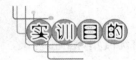

选择用于患者的血液或血液制品，使输入的成分能在受者体内有效存活，无不良反应。要求输入的红细胞在受者体内必须不凝集和不溶血，输入的血浆不导致患者自身红细胞显著破坏。

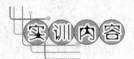

1. ABO 血型正反定型。

2. Rh(D)定型。

3. 抗体筛检和鉴定。

4. 交叉配合试验。

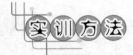

一、标本的采集和处理

离心标本，分离出受检者血清。取受检者红细胞配制成 3％～5％红细胞盐水悬液。

二、实验步骤

（一）ABO 血型正反定型

1. 盐水法 ABO 正反定型

（1）查抗原：取洁净小试管 3 支，分别标明抗 A、抗 B 和抗 A＋B（O 型血），用滴管分别加抗 A、抗 B 和抗 A＋B 分型血清（O 型血）各 2 滴于试管底部，再以滴管分别加入受检者 3％～5％红细胞盐水悬液一滴，混合。

（2）查抗体：另取洁净小试管 3 支分别标明 A、B、O 型细胞，用滴管分别加入受检者

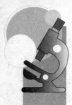

血清 1～2 滴于试管底部,再分别以滴管加入 A、B、O 型 3％～5％试剂红细胞悬液 1 滴混匀。

(3) 以 120 g 离心 1 分钟或 1 300 g 离心 15 秒。

(4) 将试管轻轻摇动,使沉于管底的红细胞浮起。先以肉眼观察有无凝集(溶血)现象,如肉眼不见凝集,应将反应物倒在玻片上,再以低倍镜检查。

(5) 观察结果时既要看有无凝集,更要注意凝集强度,此有助于 A、B 亚型的发现。

2. 试管法做 A 亚型检测

(1) 取洁净试管三个,一个供测定受检者红细胞,另两个供对照用,后者标明 A1 和 A2。

(2) 将抗 A1 分型血清分别滴在受检者试管内和对照的 A1 管、A2 管内各 1 滴。

(3) 分别将受检者红细胞悬液以及对照用 A1 和 A2 红细胞悬液 1 滴,滴在相应的三个试管内,混匀。

(4) 以 120 g 离心 1 分钟或 1 300 g 离心 15 秒。

(5) 将试管轻轻摇动,使沉于管底的红细胞浮起先以肉眼观察有无凝集(溶血)现象,如肉眼不见凝集,应将反应物倒在玻片上,再以低倍镜检查。

(二) Rh(D)定型

1. 盐水试管法

(1) 取三只干净一次性试管,分别标记阳性对照、阴性对照和受检管,每管加入 2 滴抗 D 试剂(IgM 或 IgG＋IgM)。

(2) 受检管加 1 滴 3％～5％受检红细胞生理盐水悬液,阳性对照管加 Rh(D)阳性红细胞,阴性对照管加 Rh 阴性红细胞各 1 滴。

(3) 混匀后,120 g 离心 1 分钟或 1 300 g 离心 15 秒。

(4) 轻轻振荡,悬浮沉积细胞,肉眼观察凝集反应。若结果仍为阴性,需进一步检测弱 D 表型抗原。

2. Rh(D)阴性血型确认实验

(1) 取试管 3 支,分别加入三种批号的抗 D 血清 2 滴和受检者 3％～5％红细胞盐水悬液 1 滴,37 ℃水浴孵育 30～60 分钟。

(2) 以 120 g 离心 1 分钟或 1 300 g 离心 15 秒,肉眼观察溶血和凝集,并记录结果。

(3) 再彻底悬浮细胞,用盐水洗涤 3 次,最后一次洗涤后将上清液去除,并用滤纸将附着于管口的盐水吸去。再加生理盐水 1 滴,混匀。

(4) 按试剂说明加抗球蛋白试剂 2 滴,充分混合。

(5) 以 120 g 离心 1 分钟或 1 300 g 离心 18 秒,轻轻悬浮细胞,观察结果并镜检。

(6) 如结果为阴性,就加 IGg 包被的细胞 1 滴,离心并观察结果。如果还不见凝集,表示抗球蛋白试剂无效,必须重做。

(7) 结果判定:受检红细胞与三批抗 D 血清在间接抗人球蛋白试剂中有一种批号发生凝集者,都属于弱 D 型。若和三种批号都不发生凝集,则确认为 Rh(D)阴性。

（三）抗体筛检和鉴定

1. 抗体筛选（MP 法）

（1）根据标本量，对标本进行编号，依次取相同数量的试管进行编号。试管内对应加 2 滴病人血清（或血浆）。

（2）分别加入 3%～5% 筛选细胞（3 人份混合的 O 型细胞）1 滴。

（3）加 LIM 0.6 ml，混合均匀（参见凝聚胺试剂说明书）。

（4）加 2 滴 Polybrene Solution，混合后静置 15 秒。

（5）离心 3 400 转/分钟，60 秒，然后把上清液倒掉。

（6）目测红细胞有无变成凝块（即聚合反应），如果没有凝块，则必须重做。

（7）加 2 滴 Resuspending Solution，并轻轻混合。若为 Polybrene 引起的非免疫性聚合，应在 1 分钟内会散开。若是特异性抗体引起的凝集，就不散开。

（8）可进一步倒在玻片上用显微镜观察有无凝集。如有凝集，即为抗体筛选阳性；无凝集反应，即为抗体筛选试验阴性。

2. 抗体鉴定

（1）按照谱细胞试剂盒说明书进行操作。取一次性试管，根据谱细胞的试剂细胞编号，对应进行试管的编号，分别加入 2 滴待检血清（或血浆）。

（2）盐水法：分别对应加入 3%～5% 试剂细胞悬液 1 滴，混匀，离心 3 000 转/分钟，18 秒，观察结果并记录各试剂细胞有无凝集，以及凝集强弱。

（3）抗球蛋白法：将上述各试管摇匀，放入 37 ℃水浴箱，致敏 30 分钟后，用生理盐水洗涤三次，倾去上清液，沥干。

（4）每管加抗球蛋白试剂 2 滴，混匀，离心 3 000 转/分钟，18 秒，取出，轻摇，观察凝集结果。对目测不到的凝集或弱凝集需镜检，并记录结果。

（5）根据盐水法和抗球蛋白法两组实验结果，结合谱细胞试剂盒提供的"红细胞血型抗体鉴定细胞反应格局表－谱细胞"，进行结果分析，从而推断不规则抗体的种类名称。

（四）交叉配合试验

1. 配血

（1）主侧加病人血清（浆）2 滴，加献血者 3%～5% 红细胞悬液 1 滴，次侧加献血者血清 2 滴，加病人 3%～5% 红细胞悬液 1 滴。

（2）将主次侧管 3 000 转/分钟，离心 15 秒，取出，肉眼观察是否溶血，有无凝集现象。

（3）在肉眼观察过凝集的主次侧管内，每管加 LIM 溶液 0.6 ml，混合均匀，室温孵育 1 分钟。

（4）每管各加 2 滴聚凝胺溶液，混合后静置 15 秒。

（5）离心 3 000 转/分钟，60 秒，倾去上清液，不再悬浮细胞扣。

（6）质量控制：轻轻摇动试管，目测细胞有无凝集。如无凝集，必须重做。

（7）加入 2 滴重新悬浮液，并轻轻混合，低倍镜下观察结果。

（8）结果判定：如凝集散开，并在显微镜下观察无凝集，则为聚凝胺引起的非特异性凝集，为配血相合；如凝集不散开，显微镜下观察有凝集，则为抗原抗体结合的特异性反应，为配血不相合。

2. 抗球蛋白法配血

（1）取两支试管，分别标明主侧和次侧，主侧管加病人血清 2 滴和献血者 3% 红细胞盐水悬液 1 滴，次侧管加献血者血清 2 滴和病人 3% 红细胞悬液 1 滴。

（2）混合置 37 ℃水浴致敏 30 分钟，取出后用盐水洗涤红细胞 3 次，倾去上清液，沥干。

（3）每管加抗球蛋白试剂 2 滴，混匀，离心 3 000 转/分钟，15 秒，取出，轻摇，观察结果。

（4）阳性对照：3% 不完全抗 D 致敏的 Rh 阳性红细胞悬液 1 滴，加抗球蛋白血清 1 滴；阴性对照：3% 正常 AB 型血清致敏 Rh 阳性红细胞悬液 1 滴，加抗球蛋白血清 1 滴；盐水对照：献血者 3% 红细胞盐水悬液 1 滴加等渗盐水 1 滴，另一管受血者 3% 红细胞盐水悬液 1 滴加等渗盐水 1 滴。

（5）结果判定：镜检观察，如阳性对照管凝集，阴性对照管盐水不凝集，主、次侧配血管都不凝集，表示无输血禁忌；如果有一侧发生凝集，都表明有输血禁忌，记录结果。

三、微柱凝胶免疫检测技术

操作见附 6.1、附 6.2。

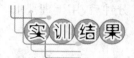

填写或粘贴检验报告单。

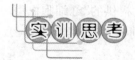

1. 溶血标本对实验结果有何影响？

2. 试分析引起血型免疫凝集试验的假阳性及假阴性的因素。

（张建军　曹元应）

【附 6.1】　FYQ 型免疫微柱孵育器操作流程

1. 打开电源开关，液晶屏显示"Chang Chun Bo Yan"（长春博研），3 秒后显示"Heating XX. XX ℃"（加温），待温度升到 37.0 ℃时显示"15∶00 37.00 ℃"（初始时间设定为 15 分钟；孵育温度 37 ℃）并伴有提示音提示孵育温度已到，打开上盖板放入免疫微柱凝胶卡，合上盖板。

2. 按需要设定孵育时间,触按"时间上移键"依次递增 3 分钟,触按"时间下移键"依次递减 3 分钟。

3. 时间设定后,触按"运行"键开始倒计时运行。孵育时间到后,液晶屏显示"15:00 37.00 ℃",同时伴有提示音。

4. 触按"复位"键,恢复初始状态。

【附 6.2】 TD - 3A 型血型血清学用离心机操作流程

1. 连接电缆,打开电源开关,液晶屏显示"Chang Chun Bo Yan"(长春博研)。数秒后,门锁自动打开,液晶屏显示"Lid is open"(请开盖)。

2. 将装有微柱凝胶卡的转子放在电机轴上,然后盖好上盖,盖锁关闭,液晶屏显示第一级程序:"1 0900 02:00"。

3. 触按"运行"键,电机旋转开始运行。当第一级程序"1 0900 02:00"运行完,接着运行第二级程序:"2 1500 03:00"。工作结束后,液晶屏显示"Lid is open"(请开盖),盖锁自动打开,并伴有提示音。

4. 结果观察。

(张建军 曹元应)

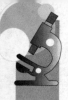
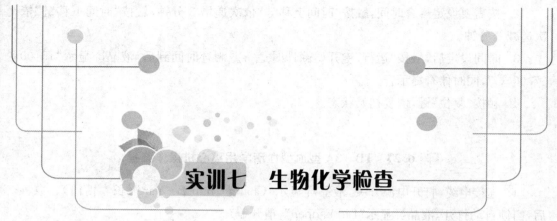

实训七　生物化学检查

一、生化代谢物检查

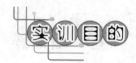

　　生物化学检查是医学检验体系中重要的组成部分之一,通过体液的成分测定有助于疾病的正确诊断和治疗。其主要用途包括:①临床常见疾病的诊断;②病情监测及药理疗效判断;③职业病的诊断;④药物安全性监测。

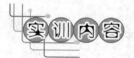

　　1. 普通生化检验　其提供的检验项目可满足临床多种疾病的诊断需要,可对这些项目按不同类别进行编组,如:肝功能试验、肾功能试验、心脏标志物测定、血脂检验、血糖检验、电解质分析、血气分析等。

　　2. 特殊生化检验　如:毒物分析、治疗药物监测、DNA 分析等,这类检验的技术要求条件较高,并非每个实验室都能开展。

　　3. 急诊生化检验　所有的生化检验实验室均应有急诊生化检验,即开展临床紧急需求的、小规模的检验项目,能迅速回报检验结果,这类检验通常包括血糖、电解质、淀粉酶、心脏标志物等。

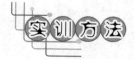

　　1. 留取待检合格的体液标本,将标本和检验申请单进行核对编号。标本中若出现严重的溶血、黄疸、脂血,需在报告单标注。

2. 检测步骤（以江西特康 TC6090G 型全自动生化分析仪为例）

（1）开机前检查，包括电源、试剂、清洗液、实验用水、废液、加样针及清洗针等检查。

（2）开机，启动生化分析仪及电脑。

（3）启动控制软件

①登录 Windows 操作系统后，双击桌面上控制软件的快捷图标，或从软件包中选择控制软件程序，启动控制软件。启动后，系统会自动检查操作系统、屏幕分辨率、关闭屏幕保护程序、检查颜色配置、初始化数据库、检测打印机。检查通过后，屏幕弹出对话框，输入用户名和密码后，点击"确定"按钮（图 7-1）。

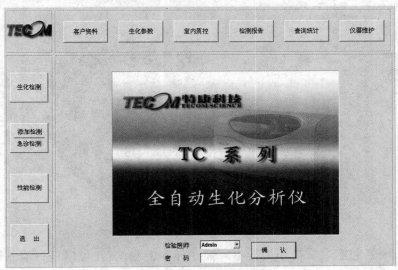

图 7-1

②点击"仪器维护"按钮后，点击"仪器初始化"按钮，出现如图 7-2 界面，对机械运动装置进行复位。

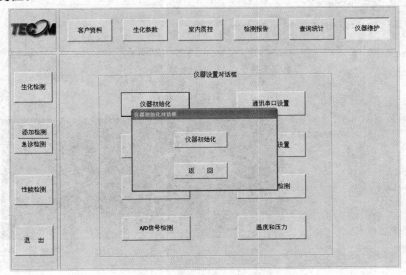

图 7-2

注意：为保证获得准确的结果，开机至少半小时的情况下开始分析测试。

（4）放置试剂：在试剂盘上设定的试剂位放置相应的试剂，并打开试剂瓶盖。

（5）测试分析

①定标：在测试之前进行定标，按照如图7-3选择，进行检测。

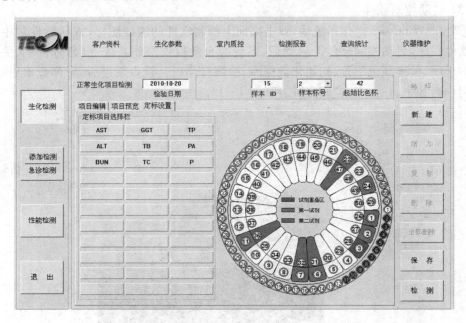

图7-3

②室内质控：将室内质控作为样本穿插在样本中测试，并可以进行编制质控图（图7-4）。

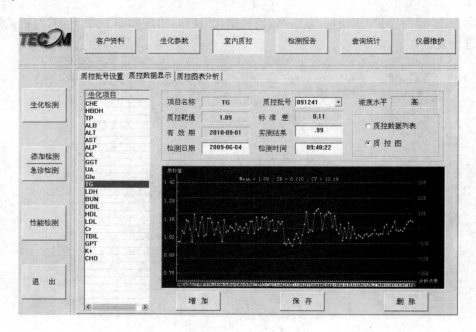

图7-4

③样本分析

按图 7-5 设置样本。申请样本后,在样本盘上设定的位置放置相应的样本,点击"检测"即可(图 7-6)。

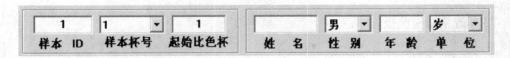

图 7-5

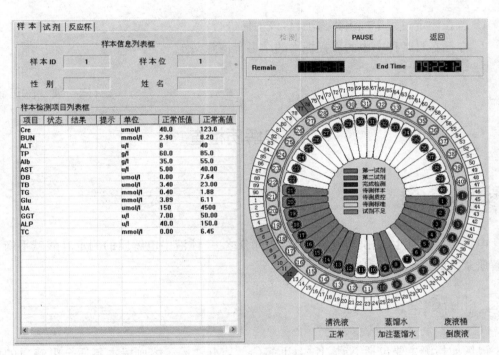

图 7-6

注意:

A. 急诊申请的操作与普通样本申请的操作基本相同,不同之处在于需要申请时选中"急诊"。

B. 确认样本放置在正确的位置,否则可能无法获得正确的分析结果。

3. 结果处理

(1) 编辑样本结果,根据室内质控情况可适当编辑样本结果,确保检验结果的准确性。

(2) 打印样本结果。

4. 结束分析

(1) 退出控制软件:所有测试均完毕,系统处于待机状态时,可退出控制软件。

(2) 关机:退出 Windows 操作系统后,关掉各部分电源。

(3) 关机后操作:①盖上样本、试剂盘里每个样本、试剂瓶的盖子;②取走样本、试剂盘里的定标液、质控液和样本和试剂;③清空废液桶;④检查分析部台面是否沾有污渍。

若有,用干净软布将污渍擦拭掉。

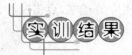

填写或粘贴检验报告单。

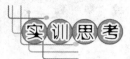

1. 若在测定过程中加入急诊项目,该如何进行?
2. 穿插在日常标本中的质控标本的结果有何意义?

（闫　波　陈正徐）

二、电解质检查

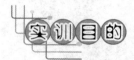

电解质检查是生物化学检验中的组成部分之一,体液中电解质的测定有酸碱平衡和电解质紊乱的正确诊断和治疗。

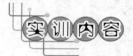

电解质检测主要包括 Na^+,K^+,CL^-,Ca^{2+},Mg^{2+} 等。溶血标本不适合电解质的检查,需重新留取标本。

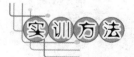

1. 留取待检合格的体液标本,将标本和检验申请单进行核对编号。
2. 检测步骤(以深圳希莱恒 IMS-972 型电解质分析仪为例)。

（1）开机:打开电源开关,置于"ON"位置,仪器的液流分配阀开始转动。仪器内部开始进行系统测试,此时微机对电源、存储器、打印机进行检查,并让内部电路达到热稳定状态,接着蠕动泵转动。

（2）系统冲洗

屏幕显示:

系统冲洗

表示仪器正在进行系统冲洗,系统冲洗时仪器依次吸入 B 斜率校正液、A 漂移校正液对各自流路进行清洗,在系统冲洗期间,用户可观察 A、B 校正液的流通情况及管道是否有堵塞和漏气现象。

(3) 活化

仪器自动吸入 A 漂移校正液进行活化。屏幕显示:

> 活化
> 按 YES、NO 提前退出

用户根据情况掌握活化时间,仪器预定的活化时间为 30 分钟,操作者也可按"YES"或"NO"键提前进入下一步"系统标定和自检"。

(4) 系统标定和自诊断

①标定 A 漂移校正液与 B 斜率校正液

屏幕在经过两次标定后(A→B→A→B),屏幕显示:

标 定	A	B	A	B
K	AA. A	BB. B	AA. A	BB. B
Na	AA. A	BB. B	AA. A	BB. B
Cl	AA. A	BB. B	AA. A	BB. B
Ca	AA. A	BB. B	AA. A	BB. B
pH	AA. A	BB. B	AA. A	BB. B

AA. A 和 BB. B 表示在标定 A 漂移校正液和 B 斜率校正液时各电极的毫伏值。

②自检:标定完毕后,仪器将自动吸入 A 漂移校正液进行自检。屏幕显示:

> 自检

如果自检正常,则仪器自动转入下一步测量程序。如果自检不正常,屏幕显示:

> 电极漂移(XX)重标定?

询问操作者要不要重新定标一次? 如需要,则请按一下"YES"键,仪器自动再标定一次。如果还是提示电极漂移,请对仪器和电极检查,找出漂移的原因并解决它。

(5) 血样测定:系统自诊断通过后,系统自动进行清洗,屏幕显示:

> 分析样品?

如需测定血清样品,按"YES"键。屏幕显示:

> 样品数量

请输入样品数量,如有十个样品则输入 10,按 YES 键确认后,屏幕显示:

> 开始位置 ＃ ＃

操作者可随意选择从进样盘某个位置作为起始位置,如果输入 8 则从第八个位置开始做起,然后按"YES"键确认。屏幕显示:

> 按 NO 退出　按 YES 开始

将测试血样放入自动进样盘中,按指定的开始位置依次向后排列。然后按"YES"键,仪器自动测试血样;如果此时按"NO"键,则系统将不测试样品,退回到"分析样品"的状态。

大约 30 秒钟后,仪器显示 K^+、Na^+、Cl^- 的浓度。

3. 结果处理

(1)编辑样本结果,根据室内质控情况可适当编辑样本结果,确保检验结果的准确性。

(2)打印样本结果。

4. 结束分析　系统重新进行清洗,等待下一次测定。若不再使用则可以关机。

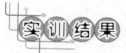

填写或粘贴检验报告单。

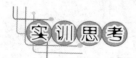

1. 电解质分析中脂血和黄疸会不会对测定结果产生影响?

2. 电解质测定在临床中的应用有哪些?

（闫　波　潘　锋）

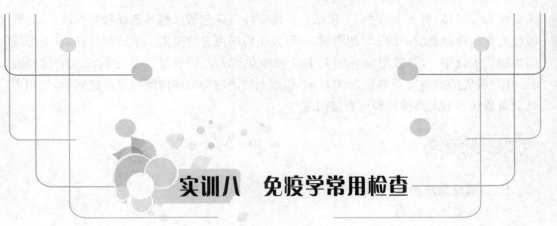

实训八　免疫学常用检查

一、风湿性疾病检测

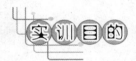

可溶性抗原与相应抗体直接反应不出现凝集现象。将可溶性抗原包被在一种与免疫无关的颗粒状载体表面形成致敏颗粒,再与相应抗体反应,则出现凝集称间接凝集反应。常用的载体颗粒有人 O 型红细胞、绵羊红细胞、乳胶颗粒等。如载体颗粒是红细胞,称间接血凝试验;若为乳胶颗粒,则称为乳胶凝集试验。如果将抗体吸附到载体上,再与相应可溶性抗原反应,也可出现凝集,称为反相间接血凝试验。间接凝集反应具有敏感性高、快速、简便等优点,在临床上得到广泛的应用。如用乳胶凝集试验测定相关抗体,可用于辅助诊断钩体病、血吸虫病、类风湿性关节炎等。此外,用反相间接凝集试验测定抗原可作疾病早期诊断,如检测血清中的乙型肝炎表面抗原(HBsAg)及甲胎蛋白(AFP)等。

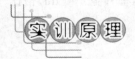

1. 间接凝集反应　人受溶血性链球菌感染后 2~3 周,体内便产生抗链球菌溶血素 O 的抗体。本试剂胶乳液(上海捷门生物技术合作公司)是由溶血素 O 和羧化聚苯乙烯胶乳共价交联而成的抗原胶乳,用来检验血清中有无抗链球菌溶血素 O 的抗体产生。ASO 胶乳的灵敏度调整到 200 U/ml,超过上述滴度即出现肉眼可见的凝聚颗粒,凡查出病人血清中次抗体效价显著升高,超过 400 单位,可认为患者近期被溶血性链球菌感染过,并用以辅助诊断风湿热、肾小球肾炎等病患。使用本试剂血清标本不需要稀释即可直接测定。

2. 间接凝集反应　类风湿因子(RF)是一种主要发生于类风湿关节炎患者体内的抗

人变性 IgG 抗体,可与 IgG 的 Fc 段结合。将变性 IgG 包被于聚苯乙烯胶乳颗粒上,此致敏胶乳在与待测血清中的 RF 相遇时,即可发生肉眼可见的凝集。本试剂胶乳液(上海捷门生物技术合作公司)是由纯化的人 IgG 和羧化聚苯乙烯胶乳共价交联而成的抗原胶乳。RF 胶乳的灵敏度调整到 20 IU/ml,超过上述滴度即出现肉眼可见凝集颗粒,使用本试剂血清标本不需要稀释即可直接测定。

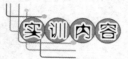

1. 抗链球菌溶血素 O 试验
2. 类风湿因子检测

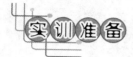

待检血清、类风湿因子(RF)测定试剂盒(胶乳凝集法)、生理盐水、抗链球菌溶血素"O"(ASO)测定试剂盒(胶乳凝集法)、反应板、记录本、记号笔等。

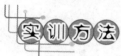

1. 经离心获得新鲜血清样本,贮存于 2~8 ℃环境下,48 小时内使用,时间过长则须冰冻贮存。将标本和检验申请单(常规检查)进行核对编号,防止"张冠李戴"。逐一进行检查,并把结果填写在报告单上,并签名和报告检验日期。

2. 步骤

(1) 抗链球菌溶血素 O 试验

① 定性实验:试剂使用前,预置达室温;轻轻混匀胶乳试剂;核对阴性和阳性对照;在反应板孔中加一滴未稀释血清(50 μl);然后加一滴胶乳试剂在血清中;搅匀、轻轻摇动使其充分混合,两分钟后观察结果。阴性和阳性对照同上法操作。

② 半定量实验:血清以生理盐水(0.9 g 氯化钠溶解于蒸馏水中,稀释至 100 ml)倍比稀释,可参照表 8-1 操作。

表 8-1　抗链球菌溶血素 O 半定量实验操作方法

稀释倍	1:2	1:4	1:8
血　清	100 μl		
生理盐水	100 μl	100 μl	100 μl
		→ 100 μl	
			→ 100 μl
标　本　量	50 μl	50 μl	50 μl
IU/ml	>400	>800	>1 600

（2）类风湿因子检测

①定性实验：试剂使用前，预置达室温；轻轻混匀胶乳试剂；核对阴性和阳性对照；在反应板孔中加一滴未稀释血清（20 μl）；然后加一滴胶乳试剂在血清中；搅匀、轻轻摇动使其充分混和，两分钟后观察结果。

②半定量实验：血清以生理盐水（0.9 g 氯化钠溶解于蒸馏水中，稀释至 100 ml）倍比稀释，可参照表8-2操作。

表8-2　类风湿因子检测半定量试验操作方法

稀 释 倍	1:2	1:4	1:8	1:16
血　清	100 μl			
生理盐水	100 μl	100 μl	100 μl	100 μl
		→ 100 μl		
			→ 100 μl	
				→ 100 μl
标 本 量	20 μl	20 μl	20 μl	20 μl
mg/L	>40	>80	>160	>1 320

3. 正常结果

（1）抗链球菌溶血素 O 试验：正常参考范围：0～200 IU/ml。凝集出现可判断样本中 ASO>200 IU/ml，阳性；无凝集出现可判断样本中 ASO<200 IU/ml，阴性。本试剂适用于定性、半定量检测人体中抗链球菌溶血素"O"的含量。

（2）类风湿因子检测：正常参考范围：成人<20 IU/ml。凝集出现可判断样本中 RF>20 IU/ml，阳性；无凝集出现可判断样本中 RF<20 IU/ml，阴性。

4. 注意事项

（1）抗链球菌溶血素 O 试验

①加试剂和阴性、阳性对照，保证滴液大小一致。

②若阴、阳性对照结果出现异常，则试剂不可使用。

③试剂盒贮存于 2～10 ℃，受热会导致试剂阳性率偏高，但切勿冷冻。

④阴、阳性对照经检测尽管 HBsAg、HCV、HIV 为阴性，仍需如病人样品一样小心处理。

（2）类风湿因子检测

①加试剂和阴性、阳性对照，保证滴液大小一致。

②若阴、阳性对照结果出现异常，则试剂不可使用。

③本试剂样本血清加样量为 20 μl，阴、阳性对照加样量是对照瓶中的一滴（约 50 μl）。

④试剂盒贮存于 2～10 ℃，受热会导致试剂阳性率偏高，但切勿冷冻。

⑤阴、阳性对照经检测尽管 HbsAg、HCV、HIV 为阴性，仍需如病人样品一样小心

处理。

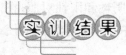

填写或粘贴检验报告单。

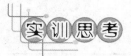

1. 在凝集反应中,间接凝集反应的灵敏度为什么较直接凝集反应高?
2. 什么是抗体的效价?如何保证试剂的质量?

（宇芙蓉　曹元应）

二、乙肝五项测定

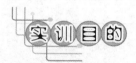

　　了解 ELISA 的类型、操作方法、结果观察及实际应用。ELISA 的基础是抗原或抗体的固相化及抗原或抗体的酶标记。结合在固相载体表面的抗原或抗体仍保持其免疫学活性,酶标记的抗原或抗体既保留其免疫学活性,又保留酶的活性。在测定时,受检标本（测定其中的抗体或抗原）与固相载体表面的抗原或抗体起反应,用洗涤的方法使固相载体上形成的抗原抗体复合物与液体中的其他物质分开,再加入酶标记的抗原或抗体,也通过反应而结合在固相载体上。此时固相上的酶量与标本中受检物质的量呈一定的比例。加入酶反应的底物后,底物被酶催化成为有色产物,产物的量与标本中受检物质的量直接相关,故可根据呈色的深浅进行定性或定量分析。由于酶的催化效率很高,间接地放大了免疫反应的结果,使测定方法达到很高的敏感度。

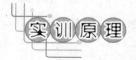

　　利用抗原、抗体反应后加入酶的底物,在酶的催化下发生水解氧化,生成有色产物。酶的活性与色泽呈正比,因而根据显色程度,检测出待检抗原与待检抗体的量。TMB 在 HRP 酶的催化下转化成蓝色,并在酸的作用下转化成最终的黄色。用酶标仪在 450 nm 波长下测定吸光度（OD 值）,与临界（Cut off）值相比较,从而判定标本中人乙型肝炎五项指标的存在与否。

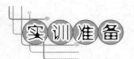

乙肝五项试剂盒全套（s抗原、s抗体、e抗原、e抗体、c抗体，上海荣盛生物药业有限公司）、生理盐水、吸水纸、微量移液管等。

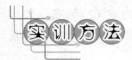

（一）样本处理及要求

1. 样本采集不需要特殊准备，不需要受检者禁食，按照正常的采血技术收集血液，全血样品最好先放置37 ℃处理2小时，再将血样品充分离心，3 000转/分钟离心6分钟左右以上，使血清（浆）不含或极少含血细胞。如果为抗凝血样品，应将血样品充分离心后，最好再放置于室温2小时以上。

2. 样本可使用血清或血浆，肝素、EDTA或枸橼酸钠等抗凝剂，不会影响实验结果。

3. 样本中含有叠氮钠会影响实验的结果，高度溶血的样本、没完全收缩的血清样本或有微生物污染的样本可能会引起错误的结果。

4. 新鲜的标本在2～8 ℃无菌条件下可保存一星期，新鲜样本可长期储存在－20 ℃或以下，但应避免反复冻融。

（二）步骤

1. 实验准备　从冷藏环境中取出试剂盒，在室温下平衡30分钟，同时将浓缩洗涤剂作1∶20稀释。

2. 加待测标本　在微量反应板每孔加入待检标本50 μl，设阳性、阴性对照各2孔，每孔加入阳性（或阴性）对照各1滴，并设空白对照1孔。

3. 加酶结合物　每孔加入酶结合物1滴（空白对照除外），充分混匀，贴上胶纸封板，置37 ℃孵育30分钟。

4. 洗板

（1）手工洗板：弃去孔内液体，洗涤液注满各孔，静置5秒，甩干，重复5次后拍干。

（2）洗板机洗板：选择洗涤5次的程序洗板，洗液应注满每孔，并保证每次洗净无残留，最后在吸水纸上拍干。

5. 加显色液　先加显色剂A液，每孔1滴，再加显色剂B液，每孔1滴，充分混匀，封板，置37 ℃孵育15分钟。

6. 终止反应　每孔加终止液1滴，充分混匀。

7. 测定　用酶标仪读数，取波长450 nm，先用空白孔校零或双波长450/630 nm，然后读取各孔OD值，读数需在终止反应后10分钟内完成。

（三）正常结果

Cut off值：原倍血清COV＝阴性对照平均OD值×0.3

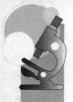

1.3 稀释血清 COV＝阴性对照平均 OD 值×0.5

样本 OD 值≥COV 为阴性,样本 OD 值＜COV 为阳性

(四) 注意事项

1. 全部检测工作必须符合生物安全守则规定,严格防止交叉感染。操作时须戴手套,穿工作衣,严格健全和执行消毒隔离制度。

2. 本品仅用于体外诊断,仅限检测人体血清、血浆;检测结果作为诊断指标之一。

3. 标本和酶结合物均应用加液器加注,并经常校对准确性,每次应该更换吸头吸取样本,操作过程中应尽量避免反应微孔中产生气泡。

4. 所有标本,洗液和各种废物、弃物都应按传染物处理。

5. 各批次试剂不能混用。

6. 初试结果为阳性应做双孔复试。

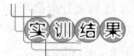

填写或粘贴检验报告单。

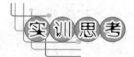

1. 乙肝五项指标的主要模式及临床意义是什么?

2. ELISA 检测过程中洗板及做阴性和阳性对照的意义是什么?

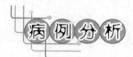

某患,男,26 岁。乏力、厌油腻、恶心、肝区不适伴发热 2 周;皮肤、巩膜黄染;肝肋下 2 cm,质略硬(Ⅱ°),有压痛,脾肋下 1 cm 处可触及。血清转氨酶增高,ALT 大于 AST,ALB 及 GLO 正常,TBIL 升高,DBIL 升高为主,肝炎标志物 HAVIgM 阳性(＋),乙肝"二对半"全阴。如何解释?

(宇芙蓉　曹元应)

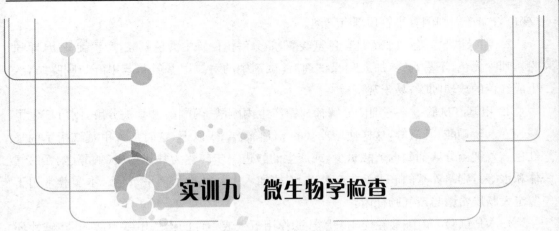

实训九　微生物学检查

一、肠道杆菌生化反应

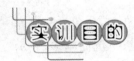

细菌的鉴定多依赖细菌各种生化反应,掌握常用生化反应的名称、基本原理及接种方法,熟悉常用生化反应培养基反应前的颜色,掌握其所需指示剂及结果判断方法。

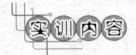

标本菌株:大肠埃希菌、伤寒沙门菌、产气肠杆菌、普通变形杆菌、肺炎克雷伯菌。

1. 单糖发酵试验。

2. IMViC(吲哚、甲基红、VP、枸橼酸盐利用试验)。

3. 尿素分解试验。

4. 硫化氢试验。

5. 双糖铁(KIA)试验。

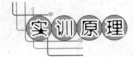

1. 单糖发酵试验　各种细菌含有不同的糖分解酶,分解糖的能力不同,有些细菌能分解糖产酸产气,有些只产酸,而有些细菌则不能分解糖,借此可协助鉴别细菌,尤其在肠道细菌的鉴定中经常使用。单糖发酵是将葡萄糖、乳糖等分别加入蛋白胨培养基内(实验室常用葡萄糖发酵管及乳糖发酵管),并加入一定量的酸碱指示剂及一支倒置小玻璃管。接种细菌,经 37 ℃培养 18~24 小时后,细菌分解糖产酸则指示剂发生酸性反应

（变色）；如产气则倒置小管顶部有气泡。

2. 吲哚试验　有的细菌具有色氨酸酶，能分解蛋白胨中的色氨酸，产生靛基质（即吲哚），吲哚无色，不易观察，加入吲哚试剂后，试剂中的对二甲基氨基苯甲醛与吲哚结合，生成红色的玫瑰吲哚，易于观察。

3. 甲基红试验　某些细菌分解葡萄糖产生丙酮酸，丙酮酸继续被分解，则可产生甲酸、乙酸、琥珀酸、乳酸等，这样使培养基的 pH 降至 4.5 以下，这时加入甲基红指示剂呈红色。若细菌分解葡萄糖产酸量少，或产生的酸进一步转化为其他物质（如醇、酮、醛、气体和水等），则培养基的 pH 仍在 6.2 以上，故加入甲基红指示剂呈黄色。本实验常用于鉴定大肠埃希菌与产气肠杆菌。

4. VP 试验　丙酮酸在丙酮酸脱羧酶作用下生成中性的乙酰甲基甲醇，并在碱性环境中被氧化成二乙酰，进一步与培养基中的精氨酸的胍基结合，形成红色化合物。

5. 枸橼酸盐利用试验　某些细菌可利用枸橼酸盐作为碳源，并分解产生碳酸盐，使培养基变成碱性，指示剂溴麝香草酚蓝变为深蓝色。

6. 尿素分解试验　某些细菌具有脲酶，能分解尿素产生氨，使培养基呈碱性，酚红指示剂变成红色。

7. 硫化氢试验　某些细菌能分解培养基中的含硫氨基酸生成硫化氢，硫化氢与培养基中的醋酸铅或硫酸亚铁作用生成黑色的硫化铅或硫化亚铁沉淀。黑色沉淀越多，表示生成的硫化氢量也越多。

8. 双糖铁（KIA）试验　是检测细菌分解葡萄糖、乳糖及是否产生硫化氢的组合试验，常用于肠杆菌科细菌的鉴定。指示剂为酚红，酸性时呈现黄色，碱性呈现红色。细菌分解葡萄糖、乳糖产酸产气，使斜面和底层均呈黄色，且有气体；有的细菌只产酸不产气体。若细菌只分解葡萄糖，不分解乳糖，分解葡萄糖产酸，斜面和底层先呈黄色，由于培养基中，葡萄糖与乳糖的比例为 1∶10，葡萄糖含量少，所生成的少量的酸被空气中的氧所氧化，并因细菌生长繁殖利用含氮物质生成碱性化合物，中和斜面部分的酸，使斜面又恢复成红色。底层因处于缺氧状态，细菌分解葡萄糖所生成的酸一时不被氧化而仍保持黄色。细菌分解胱氨酸产生硫化氢，硫化氢与培养基中亚铁离子作用，生成黑色的硫化亚铁。

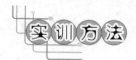

1. 单糖发酵试验　将大肠埃希菌、伤寒沙门菌等分别接种于葡萄糖或乳糖发酵管中，置 37 ℃温箱中培养 18～24 小时，观察结果。

2. 吲哚试验　将大肠埃希菌、伤寒沙门菌等分别接种于蛋白胨水中，37 ℃培养 18～24 小时后取出，沿培养基管管壁缓慢加入吲哚试剂数滴，观察结果。

3. 甲基红试验　将大肠埃希菌、伤寒沙门菌等分别接种于葡萄糖蛋白胨水中，37 ℃培养 18～24 小时后取出，分别滴入甲基红试剂 2～3 滴，观察结果。

4. VP 试验　将大肠埃希菌、伤寒沙门菌等分别接种于葡萄糖蛋白胨水中，37 ℃培养 18～24 小时天后取出,分别滴入 VP 试剂 2～3 滴,观察结果。

5. 枸橼酸盐利用试验　将大肠埃希菌、伤寒沙门菌等分别接种于枸橼酸盐培养基中,37 ℃培养 18～24 小时天后取出,分别滴入 VP 试剂 2～3 滴,观察结果。

6. 尿素分解试验　将大肠埃希菌、伤寒沙门菌等分别接种于尿素培养基中,37 ℃培养 18～24 小时天后取出,观察结果。

7. 硫化氢试验　分别将大肠埃希菌、伤寒沙门菌等接种于醋酸铅或硫化亚铁培养基或 H_2S 试验微量管中,37 ℃培养 18～24 小时后观察结果。

8. 双糖铁(KIA)试验　将大肠埃希菌、伤寒沙门菌等用接种针接种于双糖铁(KIA)培养基中(底层穿刺,斜面划线),37 ℃培养 18～24 小时后观察结果。

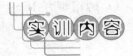

填写或粘贴检验报告单。

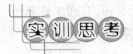

试分析大肠埃希菌、伤寒沙门菌、肺炎克雷伯氏菌、产气肠杆菌、普通变形杆菌 KIA 结果。

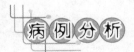

某患者,女,36 岁,肝脏肿瘤切除术后有尿路感染症状,尿液细菌培养示革兰阴性杆菌$>10^5$/ml,氧化酶阴性,怀疑为大肠埃希菌。如何进行初步鉴定?

(楼　研　房功思　杨勇麟)

二、尿液标本中大肠埃希菌鉴定及药物敏感试验测定

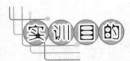

掌握尿液标本细菌接种、培养的方法技术,掌握大肠埃希菌鉴定及药物敏感试验方法技术。

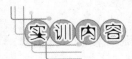

1. 标本菌株　大肠埃希菌 ATCC25922。

2. HX-21 细菌鉴定药敏分析仪鉴定及药敏测试。

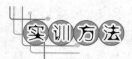

1. 标本采集　中段尿,通常应采集晨起第一次尿液送检。原则上应选择在抗菌药物应用之前采集尿液。

(1) 女性病人:由护士局部消毒后留取。

(2) 男性病人:清洁尿道口,留取中段尿约 3 ml 入无菌试管中,送检。

2. 标本接种、培养　用定量接种环(10 μl)挑取尿液一环,取血液琼脂平皿,先划一竖线,然后,沿着竖线横向密集划线。将血液琼脂平皿置 35 ℃、5% CO_2 孵箱孵育 18～72 小时。

3. 细菌初步鉴定

(1) 经 24 小时培养,出现大量圆形、直径 2～3 mm、稍凸、边缘整齐、灰白色、不透明菌落,革兰染色结果为革兰阴性杆菌。尿液标本菌落计数≥10×5 cfu/ml,有临床诊断价值。培养若出现三种及三种以上微生物生长,判断为污染标本,重新采集培养。

(2) 取单个典型菌落进行氧化酶试验,氧化酶试验结果为阴性,初步判断为肠道杆菌。接种 KIA 培养基、蛋白胨水培养基、MAC 培养基。

4. 细菌鉴定及药物敏感实验

(1) 观察 KIA、吲哚试验结果及 MAC 培养基菌落特征。

KIA:A A+-。

MAC:不透明、粉红色菌落。

吲哚试验:蛋白胨水培养基滴加对二甲基氨基苯甲醛 1 天,显玫瑰红色,阳性。根据上述结果初步判断为大肠埃希菌。

(2) 标本菌进行 HX-21 细菌鉴定药敏分析仪鉴定及药敏测试(附9.3)。

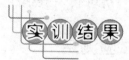

填写或粘贴检验报告单。

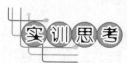

1. 大肠埃希菌 IMViC 及 KIA、MIU 试验结果是什么?

2. 什么是 ESBLs+细菌,使用何种药物初筛? 如何进行确诊试验?

(房功思　楼研　杨勇麟)

三、血液标本中金黄色葡萄球菌鉴定及药物敏感试验测定

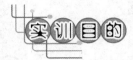

掌握血液标本细菌培养的方法技术,掌握金黄色葡萄球菌鉴定方法及药物敏感试验方法技术。

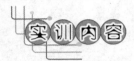

1. 标本菌株　金黄色葡萄球菌 MRSA。

2. 双相血培养瓶。

3. HX－21 细菌鉴定药敏分析仪鉴定及药敏测试。

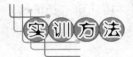

1. 标本采集

(1) 采血时间:应在病人发热初期或发热高峰时采集。一般情况下,要选择在抗菌药物治疗之前,对已用药而不能中止的病人,应在下次用药之前采集。

(2) 采血量:成人菌血症或败血症的血液中含菌量较少,平均 1～3 ml 血液中仅有 1 个细菌,采血量要足够。成人一般为 5～10 ml,新生儿与婴幼儿为 2～3 ml。

(3) 无菌操作:无论采取何种方法,在血液培养的全过程,从皮肤消毒、标本采取、运行、分离移种等,应注意无菌操作。用头皮针为新生儿和婴幼儿取血时,应换针头再将血注入普通血培养瓶中。

2. 培养　颠倒混匀普通血培养瓶培养液,将普通血培养瓶放入 35 ℃孵箱内,每日观察。如浑浊度明显改变或固相长有菌落,提示为阳性标本。培养瓶经孵育 6 日,在血琼脂或巧克力平板上盲目传种一次,以免漏检。培养至 7 日方可报告"培养 7 日无细菌生长"。

3. 血培养过程中发现阳性,进行临床三级报告。

(1) 一级报告(初步):挑取一滴培养物进行革兰染色镜检,发现革兰阳性簇状排列球菌,将染色镜检结果电话通知临床,并取培养物血平板及普通琼脂平板分离培养同时进行直接药敏试验(K－B法,药物选择见附录4)。

(2) 二级报告(中级):报告直接药敏试验结果和初步报告结论,电话通知临床。取标本菌进行革兰染色,发现革兰阳性簇状排列球菌。取普通琼脂平板培养物进行触酶试验,试验结果阳性。根据血平板菌落特征、染色形态特征、触酶试验阳性,确定为葡萄球

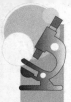

菌属。取标本菌进行血浆凝固酶试验（玻片法和试管法），结果阳性；根据药物敏感试验结果：青霉素及苯唑西林耐药，初步判断为耐甲氧西林金黄色葡萄球菌MRSA。

标本菌进行HX－21细菌鉴定药敏分析仪鉴定及药敏测试具体操作（附9.3）。

（3）三级报告（终报告）：报告细菌种属、药敏试验、结果评价和建议。

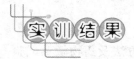

填写或粘贴检验报告单。

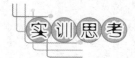

1. 金黄色葡萄球菌的鉴定程序是什么？

2. 如何确定MRSA？

（房功思　楼　研　杨勇麟）

【附9.1】　肠杆菌HX－21细菌鉴定药敏分析仪鉴定及药敏测试

1. 挑取单菌落于5 ml无菌生理盐水中制成0.5麦氏单位的混悬液（A管），从中吸取0.1 ml，加入10 ml无菌盐水中混匀（B管）。A、B两管分别倒入经灭菌的V形槽内，制备成A液、B液。

2. 利用12道微量加样器吸取A液，加入试剂板A、B两排24孔中，每孔0.1 ml。

3. 利用12道微量加样器吸取B液，加入试剂板C、D、E、F、G、H等6排孔中，每孔0.1 ml。

4. A1、A2、A3、A4等孔另加入无菌石蜡油3～4滴。

5. 盖好试剂板，置于35 ℃培养箱培养18～24小时。

6. 另挑取单菌落，穿刺半固体培养基，35 ℃培养过夜，观察动力。沿穿刺线生长未扩散者为阴性，弥漫性生长，管内呈云雾状者为阳性。

7. 在培养好的试剂板中添加辅助试剂　B1加靛基质3滴，B2孔加甲基红1滴，B3孔加苯丙氨酸1滴，B4孔加硝酸盐还原试剂甲、乙液各1滴（先加甲液，后加乙液），B5孔加VP甲、乙液各1滴（先加甲液，后加乙液）。放入35 ℃孵育10分钟。注意：苯丙氨酸孔加入试剂后应该立即观察，变草绿色为阳性，不变色者为阴性，人工输入该结果。VP变色可能需要较长时间。

8. 结果判读　见附9.3 HX－21细菌鉴定与药敏分析系统操作指南。

注意：菌种模式必须选择"肠杆菌"。

【附 9.2】　葡萄球菌 HX‑21 细菌鉴定药敏分析仪鉴定及药敏测试

1. 菌悬液的制备　挑取单菌落于 5 ml 无菌生理盐水中制成 0.5 麦氏单位的混悬液（A 管），从中吸取 0.1 ml，加入 10 ml 无菌盐水中混匀（B 管）。A、B 两管分别倒入经灭菌的 V 形槽内，制备成 A 液、B 液。

2. 用 12 道微量加样器吸取 A 液，加入试剂板 A、B 排 12 个孔中，每孔 0.1 ml。

3. 利用 12 道微量加样器吸取 B 液，加入试剂板 C、D、E、F、G、H 等 6 排孔中，每孔 0.1 ml。

4. A1、A2、A3 另加入无菌石蜡油 3～4 滴。

5. 盖好试剂板，置于 35 ℃培养箱培养 18～24 小时。

6. 在培养好的试剂板中添加辅助试剂：B1 孔加硝酸盐还原试剂（甲、乙液）各 1 滴，B2 孔加 VP 试剂甲、乙液各 1 滴（先甲液、后乙液）。35 ℃孵育 10 分钟。

7. 结果判读　见附 9.3 HX‑21 细菌鉴定与药敏分析系统操作指南。

注意：菌种模式必须选择"葡萄球菌"。

【附 9.3】　HX‑21 细菌鉴定与药敏分析系统操作指南

计算机开启后进入 Windows 系统，出现图 9‑1 界面。

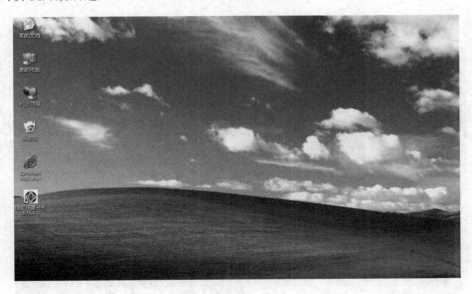

图 9‑1

击"恒星细菌分析系统 4.0"，弹出图 9‑2 界面。

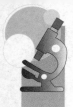

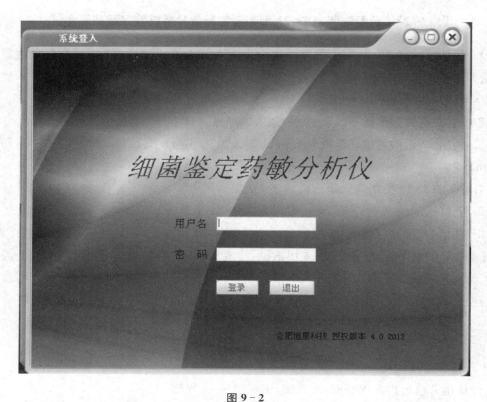

图 9 - 2

输入正确的用户名称和口令,单击确定(用户名 H,密码 X),进入图 9 - 3 界面。

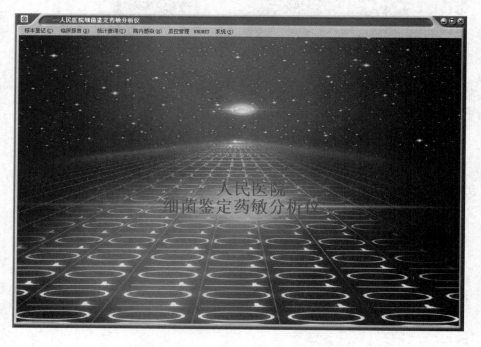

图 9 - 3

3. 系统操作

（1）标本登记

①临床标本登记

单击主菜单"标本登记(C)"，出现图9－4下拉菜单。

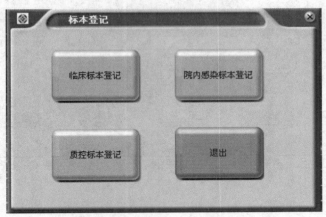

图9－4

单击"临床标本登记"进入临床标本登记，弹出图9－5界面，此界面可以进行病员信息登记、修改。

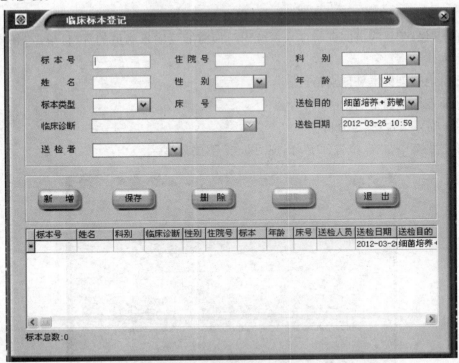

图9－5

用鼠标或"Enter"键定位光标至文字输入框，输入各项资料，如图9－6所示。

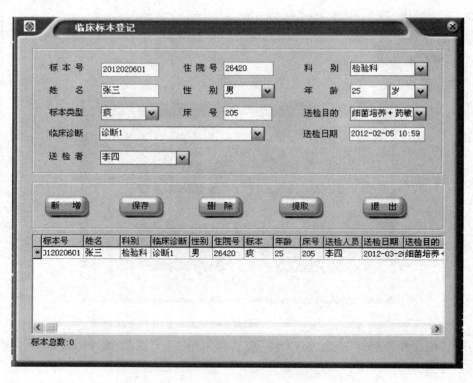

图 9-6

单击"保存"将病员的资料存入系统内。如需继续输入病员的资料,单击"新增",重复以上操作。

②院内感染标本登记同①。

③质控标本登记同①。

(2)临床报告:鉴定分析

单击主菜单"临床报告(D)",出现图 9-7 下拉菜单。

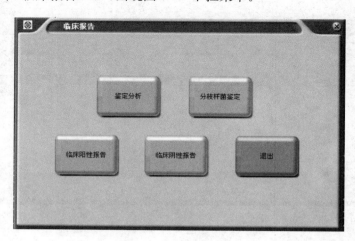

图 9-7

单击"鉴定分析"进入鉴定分析,弹出图 9-8 界面。

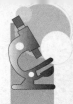

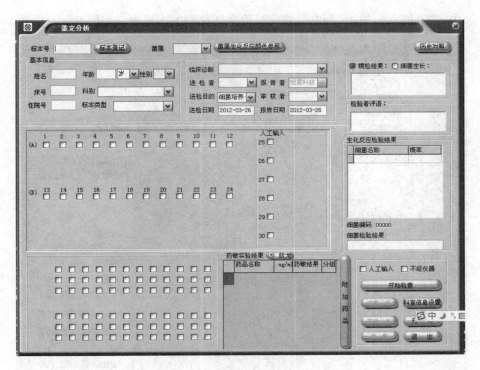

图 9－8

单击"标本登记"弹出图 9－9 界面,此界面可以进行病员信息提取。

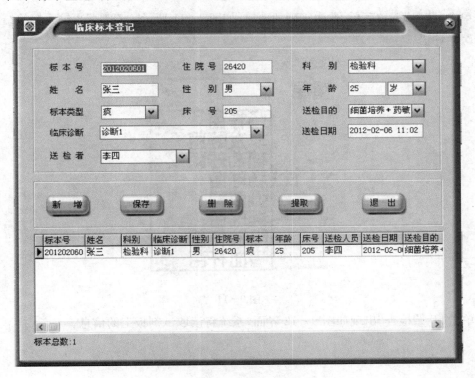

图 9－9

选中需要的病员，单击"提取"，将病员信息转移到鉴定界面。如图9-10所示。

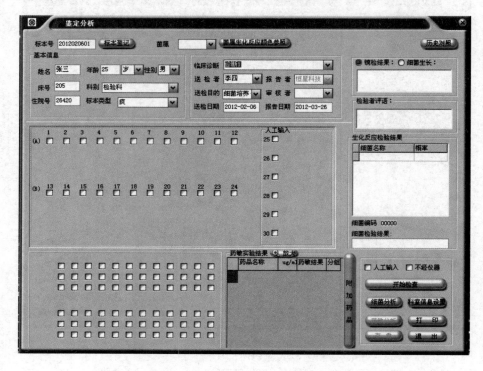

图 9-10

单击"菌属"下拉菜单，选中正确的菌属，如图9-11所示。若需要再输入镜检结果和检验医生评语。

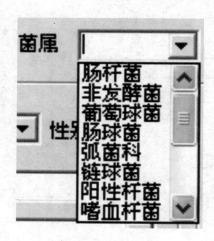

图 9-11

单击"开始检查"出现如图9-12界面，系统将读取试剂板上的信息。

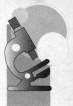

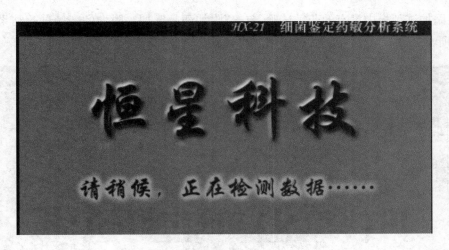

图 9 - 12

经过一分钟,系统获得试剂板上的信息后,进入到下一个界面,如图 9 - 13 所示。

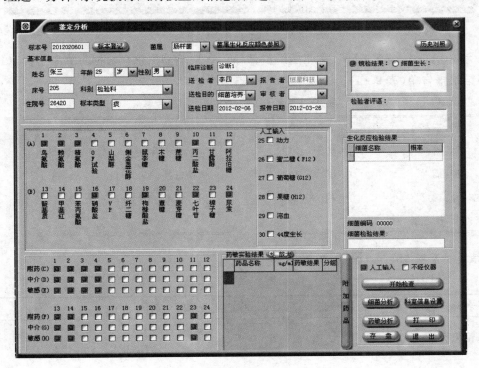

图 9 - 13

系统自动将生化反应结果显示在图 9 - 13 中对应的位置,输入前期试验结果(如动力、氧化酶等),单击"细菌分析",系统将自动分析得到鉴定结果,在细菌鉴定程序中,系统拥有二级专家系统,当细菌的生化反应结果不明显或出现错误时系统自动启动一级专家系统、二级专家系统,使鉴定结果更准确可靠。单击"药敏分析",系统将出现药敏试验结果,系统对药敏试验有 1 000 余条规则,包括多重耐药机制、天然耐药和天然敏感报告、交叉耐药等。需要修改结果,选择人工输入,进行细菌分析后,就可人工输入修改内容。

若需要添加试剂板中没有的药敏试验,单击"附加药品",加入附加的药敏试验结果,如图9-14所示。

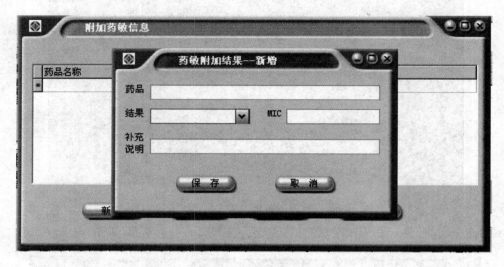

图 9-14

完成后,单击"确定返回",返回细菌分析界面,单击"存盘",保存数据。单击"打印(P)",打印结果报告单(表9-1)。

表 9-1 人民医院微生物检测报告单

姓 名:王某	科 别:内一科	送检目的:细菌培养+药敏
性 别:雌	住 院 号:2134	标本种类:痰
年 龄:12岁	床 号:123	送检日期:2009-11-10 13:55:17
标 本 号:12	送 检 者:李某	报告日期:2009-11-10 13:55:17
临床诊断:诊断2		

检验结果:大肠埃希菌 Escherichia coli

ESBL:

药品名称	分组	MIC(μg/ml)	药敏结果	剂量及用法
头孢噻吩(Cfalothin)	A	≥32	耐药	A:IM,IV,ID 0.5 g q 6 h; B:IV,ID 1~2 g 6 h
头孢西丁(Cefoxintin)	A	≥32	耐药	A:IM,IV,ID 1~2 g q 6~8 h
氨苄西林(Ampicillin)	A	≥32	耐药	A:IM,ID 0.5 g~2.0 g q 8~12 h; B:IV 0.5~1 g q 6 h
✓庆大霉素(Gentamicin)	A	<4	敏感	A:IM,ID 3~5 mg/kg qd
✓哌拉西林/他唑巴(PIZ)	B	<16/4	敏感	A:IM,IV,ID 0.75~1.5 g q 6 h

药品名称	分组	MIC(μg/ml)	药敏结果	剂量及用法
哌拉西林(Piperacillin)	B	≥128	耐药	A:IM 1 g q 6~8 h; B:IV,ID 4~12 g q 8~12 h
头孢呋辛(Cefuroxime)	B	≥32	耐药	A:O 0.5 g q 12 h; B:IM,IV,ID 0.75~1.5 g q 6~8 h
√美罗培南(Meropenem)	B	<4	敏感	A:ID 0.25~0.5 g q 8~12 h
√头孢吡肟(Cefepime)	B	<8	敏感	A:IM,IV 0.5~1 g q 12 h
√亚胺培南(Imipenem)	B	<4	敏感	A:ID 0.25~1.0 g q 6~12 h
√阿米卡星(Amikacin)	B	<16	敏感	A:IM,ID 5 mg/kg q 8 h
√氨苄西林/舒巴(SAM)	B	<8/4	敏感	A:IM,IV,ID 1.5~2 g q 8~12 h
√左氯氟沙星(Levofloxacin)	B	<2	敏感	A:O 0.1~0.2 g q 12 h; B:ID 0.2~0.4 g q 12~24 h
√复方磺胺甲噁唑(SXT)	B	<2/38	敏感	A:O,ID 1 g q 12 h
氨曲南(Aztreonam)	C	<8	耐药	A:IM 0.5~1 g q 8~12 h
√米诺环素(Mincocycline)	C	<4	敏感	A:O 0.1~0.2 g q 12 h
√氯霉素(Chloramphenicol)	C	<8	敏感	A:O,IM,IV 0.5~0.75 g q 6 h
√头孢哌酮(Cefoperazone)	O	<16	敏感	A:IM,IV,ID 1~3 g q 8 h
√头孢哌酮/舒巴(CPS)	O	<16/16	敏感	A:IM,IV,ID 1~2 g q 12 h
√呋喃妥因(Nitrofurantoin)	U	<32	敏感	A:O 0.1 g q 6~8 h
√氯氟沙星(Ofloxacin)	U	<2	敏感	A:O 200 mg q 8~12 h; B:ID 200~400 mg q 12 h

备注:

1. 剂量及用法仅供成人用药参考。

2. 无药敏定性结果,表示此细菌对抗生素不做常规药敏试验报告。

3. A组(首选药物):优先选用;B组(首选药物):A组耐药或不可使用时选用;C组:A组与B组耐药或都不可使用时选用;U组仅用于尿道的补充药物;0组:其他药物。

4. 标注"√"符号的药品药敏结果为敏感,是可选用药物。

5. 产 ESBLs(β-内铵酶)的菌株,临床上可能对青霉素类,头孢菌素类或氨曲南治疗无效,即健体外部分药物敏感。

报告者:登录用户中文名　　　　　　　　　　　　　　　审核者:

×××本报告仅对本标本负责,本报告单仅供临床医生参考×××

注:IM 肌内注射;IV 静脉注射;ID 静脉滴注;O 口服

判读时注意事项:

(1)拖尾现象(敏感):细菌在加入试剂板后,试剂板孔内抗生素作用细菌时需要时间,在此时间内细菌已经生长繁殖几代,出现微弱浊度。对只能抑制细菌生长的抗药物,此微弱生长将始终伴随,而可杀灭细菌生长的药物,此微弱生长将会消除。

(2) 点状、片状生长(耐药):有些细菌在乳化过程中不能有效完全被乳化,会出现几个细菌结成在一起。在试剂板空内会出现点装或片状生长。

(3) 天然耐药

①嗜麦芽窄食单胞菌:亚胺培南;

②克雷伯菌:氨苄西林;

③肠杆菌属:氨苄西林、头孢唑林;

④摩根菌:氨苄西林、头孢唑林;

⑤枸橼酸杆菌:氨苄西林;

⑥普罗威登斯菌:头孢唑林;

⑦普通变形杆菌:氨苄西林、头孢呋辛、头孢噻吩;

⑧沙雷菌:氨苄西林、头孢唑林、头孢呋辛;

⑨宋内氏志贺菌:氨苄西林;

⑩黄杆菌:头孢吡肟;

⑪不动杆菌:头孢哌酮;

⑫母鸡肠球菌:万古霉素;

⑬酪黄肠球菌:万古霉素;

⑭粪肠球菌:林可霉素、可林霉素、头孢菌素类;

⑮屎肠球菌:林可霉素、可林霉素、头孢菌素类;

⑯奇异变形杆菌:呋喃妥因、四环素;

⑰铜绿假单胞菌:四环素、SMZ;

⑱产气肠杆菌:头孢西丁;

⑲阴沟肠杆菌:头孢西丁、氨苄西林、苯唑西林;

⑳洋葱伯克霍尔德菌:氨基糖苷类、亚胺培南。

(4) 天然敏感(少见耐药)

①葡萄球菌:万古霉素;

②肠杆菌:亚胺培南(产诱导酶除外);

③非发酵菌:亚胺培南(嗜麦芽窄食单胞菌除外);

④志贺菌:氧氟沙星、环丙沙星、诺氟沙星等;

⑤链球菌(肺炎链球菌、B群链球菌、草绿色链球菌外):青霉素;草绿色链球菌包括:咽峡炎链球菌群、变异链球菌群、唾液链球菌群、血液链球菌群、缓症链球菌群、草绿色链球菌群等;

⑥链球菌:头孢三代、万古霉素;

⑦奇异变形杆菌:哌拉西林。

(房功思　楼研　杨勇麟　徐元宏　胡万富)

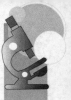

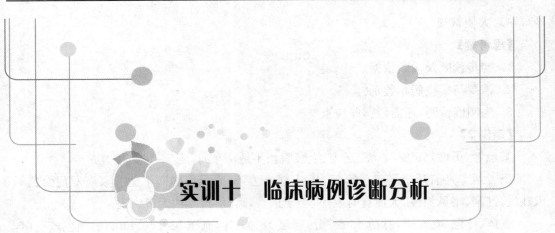

实训十　临床病例诊断分析

医学检验的目的是为临床提供有价值的实验资料,协助临床医生正确的诊断和治疗疾病。作为检验师,不光需要具有医学检验的知识、技能,还要了解常见病、多发病的临床表现、诊断要点,尤其要掌握检验项目的选择以及对各种检验结果的正确分析和解释。检验师只有深入临床,了解病人,了解病情,了解临床医护人员在留取标本时的准备工作及操作是否规范,在工作中真正做到加强与临床科室的沟通对话,把检验与临床紧密结合起来,融为一体,才能把单方面的实验室质量控制发展为全面、全程的质量控制,才能为临床医生的诊断治疗提供可靠的依据,为广大病患提供更优质的服务。因此,我们收集了部分临床案例供学生学习和思考,旨在训练和提高检验专业学生的临床意识、临床知识水平和临床思维能力,案例后面附有案例分析,供同学们参考。

【病例 1】

某患者,男性,53 岁,进行性皮肤黄染伴皮肤瘙痒半月入院。

半月前,患者自觉全身皮肤瘙痒,并发现皮肤发黄,伴尿色深,但无明显纳差、腹痛及发热等表现,因既往有"胆石症"病史,故自行服用消炎利胆片及头孢拉啶胶囊,黄疸未见消退,并有加重趋势,遂来院就诊。发病以来体重下降 3 kg。否认既往肝炎、结核、胰腺病史,否认药物过敏史。

查体:体温 36.8 ℃,脉搏 70 次/分,血压 110/78 mmHg,营养中等,全身皮肤黄染,有搔痕,无出血点及皮疹,浅表淋巴结不大,巩膜黄染,颈软,甲状腺不大,心界大小正常,心律齐,未闻杂音,双肺未闻及干湿性啰音,腹平软,全腹未触及压痛及肌紧张,肝脾未触及,腹部未触及包块。

辅助检查:血常规:血红蛋白 102 g/L,白细胞 $10.5×10^9$/L,中性粒细胞 73%,淋巴细胞 24%,单核细胞 3%;丙氨酸氨基转移酶(ALT)145 U/L,门冬氨酸氨基转移酶(AST)105 U/L,碱性磷酸酶(ALP)355 U/L,γ-谷氨酰转肽酶(γ-GT)485 U/L,总胆红素(TBIL)80 μmol/L,直接胆红素(DBIL)68 μmol/L,血糖(GLU)7.80 mmol/L;B 超提示肝内胆管扩张,胆囊 13×8 cm,肝外胆道受气体影响显示不清;尿胆红素(+),尿胆原(一),大便常规(一)。

【思考题】

1. 初步诊断及诊断依据是什么?

2. 需要与哪些病相鉴别?

3. 为明确诊断,还需做哪些检查?

【病例 2】

某患者,男性,56 岁,心慌、乏力、上腹隐痛不适两个月。

患者两个月前开始逐渐心慌、乏力,上楼吃力,有时上腹隐痛不适。家人发现面色不如以前红润,略见消瘦,大便有时发黑,小便正常,睡眠可,既往无胃病史。

查体:体温 36.5 ℃,脉搏 96 次/分,呼吸 18 次/分,血压 130/70 mmHg,面色较苍白,皮肤无出血点和皮疹,浅表淋巴结不大,巩膜无黄染,胸骨无压痛,心界不大,心率 96 次/分,律齐,心尖部 2/6 级收缩期吹风样杂音,双肺未闻及干湿性啰音,腹平软,无压痛,肝脾未触及,下肢无水肿。

实验室检查:血红蛋白 75 g/L,红细胞 3.08×10^{12}/L,红细胞平均体积(MCV)76 fl,红细胞平均血红蛋白含量(MCH)24 pg,红细胞平均血红蛋白浓度(MCHC)300 g/L,网织红细胞 1.2%,白细胞 8.0×10^9/L,分类:中性粒细胞占 69%,嗜酸性粒细胞占 3%,淋巴细胞占 25%,单核细胞占 3%,血小板 136×10^9/L,多次大便隐血(+),尿常规(一),血清铁 8 μmol/L,血清铁蛋白 11 μg/L,总铁结合力 90 μmol/L。

【思考题】

1. 初步诊断及诊断依据是什么?

2. 需要与哪些病相鉴别?

3. 为明确诊断,还需做哪些检查?

【病例 3】

某患者,女性,64 岁,多饮、多食、消瘦十年,下肢水肿伴麻木一月余。

患者十年前无明显诱因出现烦渴、多饮,伴尿量增多,主食由每日 300 g 增至每日 500 g,体重在 6 个月内下降 5 kg,门诊查空腹血糖 12.5 mmol/L,尿糖(4+),服用降糖药物治疗好转。一个月来出现双下肢麻木,时有针刺样疼痛,伴下肢水肿。大便正常,睡眠差。既往无水肿病史,有糖尿病家族史。

查体:体温 36 ℃,脉搏 78 次/分,呼吸 18 次/分,血压 140/88 mmHg,无皮疹,浅表淋巴结未触及,巩膜不黄,颈软,颈静脉无怒张,心肺无异常。腹平软,肝脾未触及,双下肢轻度可凹性水肿,感觉减退,膝腱反射消失,Babinski 征(一)。

实验室检查:血红蛋白 123 g/L,白细胞 6.5×10^9/L,中性粒细胞占 65%,淋巴细胞占 35%,血小板 235×10^9/L;尿蛋白(+),尿糖(3+),白细胞 0~3/HP;空腹血糖 11 mmol/L。

【思考题】

1. 初步诊断及诊断依据是什么?

2. 需要与哪些病相鉴别?

3. 为明确诊断,还需做哪些检查?

【病例 4】

某患者,男性,26 岁,夜间尿量多半年,水肿、尿少、恶心、乏力 1 月。

患者近半年来夜尿增多,每晚 3～4 次,渐觉乏力、心悸,近 1 月出现水肿,先见于颜面,后见于双下肢,且每日尿量减少,约 1 000 ml,无血尿,无尿急尿痛,无发热,有恶心、食欲下降。

体检:体温 36.8 ℃,呼吸 24 次/分,脉搏 90 次/分,血压 140/88 mmHg,神志清醒,面色苍白,无皮下出血点,浅表淋巴结未触及。巩膜无黄染,眼睑水肿,咽轻度充血,扁桃体Ⅱ度肿大,双肺呼吸音清,心律整,心尖部 2/6 级收缩期杂音,肝脾肋下未触及,无腹水征,双肾区无叩痛,脊柱四肢无异常,双下肢明显凹陷性水肿,无病理反射。

实验室检查:红细胞 2.80×10^{12}/L,血红蛋白 76 g/L,白细胞 4×10^9/L,中性粒细胞占 80%,淋巴细胞占 20%,血小板 149×10^9/L;尿常规:蛋白(3+),红细胞(+),颗粒管型(2+);血尿素氮 18 mmol/L,肌酐 450 μmol/L,CO_2 CP 18 mmol/L。肝功能正常;腹部 B 超:双肾缩小。

【思考题】

1. 初步诊断及诊断根据是什么?

2. 需要与哪些病相鉴别?

3. 为明确诊断,还需做哪些检查?

4. 该病人贫血的主要原因是什么?

【病例 5】

某患者,男性,35 岁,发热伴全身酸痛半个月,加重伴出血倾向一周。

半月前无明显诱因发热 38.5 ℃左右,伴全身酸痛,轻度咳嗽,无痰,二便正常,血液检查异常(具体不详),给一般抗感冒药治疗无效,一周来病情加重,刷牙时牙龈出血。病后进食减少,睡眠差,体重无明显变化。既往体健,无药物 过敏史。

查体:贫血貌,体温 38 ℃,脉搏 96 次/分,呼吸 20 次/分,血压 120/80 mmHg,前胸和下肢皮肤有少许出血点,浅表淋巴结不大,巩膜不黄,咽部充血,扁桃体不大,胸骨轻压痛,心率 96 次/分,律齐,右下肺少许湿罗音,腹平软,肝肋下 1 cm,质韧,无明显压痛,脾脏肋下 2 cm,质韧无压痛。

实验室检查:血红蛋白 100 g/L,网织红细胞 0.5%,白细胞 5.4×10^9/L,原幼粒细胞 20%,血小板 60×10^9/L,尿粪常规(一)。

【思考题】

1. 初步诊断及诊断根据是什么?

2. 需要与哪些病相鉴别?

3. 为明确诊断,还需做哪些检查?

【病例 6】

某患者,男性,45 岁,反复黑便三周,呕血半天。

三周前,病人自觉上腹部不适,偶有嗳气,反酸,口服甲氰咪胍有好转,但发现大便色黑,次数 1～2 次/天,仍成形,未予注意。半天前,进食辣椒及烤馒头后,觉上腹不适,伴恶心,并有便意,如厕排出柏油样稀便约 600 ml,并呕鲜血约 500 ml,当即晕倒,家人急送医院,查血红蛋白 52 g/L,收入院。发病以来纳差、乏力明显,无发热。十年前曾患过"乙型肝炎"。

查体:体温 37 ℃,脉搏 120 次/分,血压 90/70 mmHg,重病容,面色晦暗,口唇苍白,面颊及颈部见蜘蛛痣 3 个,浅表淋巴结不大。球结膜苍白,巩膜可疑黄染,心率 120 次/分,律齐,未闻杂音,肺无异常,腹膨隆,腹壁静脉轻度曲张,全腹无压痛及肌紧张,肝肋下未及,脾肋下 3 cm,质硬,移动性浊音阳性,肠鸣音 4～6 次/分。

【思考题】

1. 初步诊断及诊断根据是什么?

2. 需要与哪些病相鉴别?

3. 为明确诊断,需要做哪些实验室检查和辅助检查?

参考答案

【病例 1 分析】

一、初步诊断及诊断依据

(一)初步诊断

胆汁郁积性黄疸(胰头或壶腹周围癌?)

(二)诊断依据

1. 无痛性进行性黄疸,无发热,伴体重下降;

2. 间接胆红素(IBIL)增高,尿胆红素阳性,直接胆红素(DBIL)及 γ-谷氨酰转肽酶均增高(提示阻塞性黄疸);

3. B 超示肝内胆道扩张;

4. 血糖升高可能与胰腺病变有关。

二、鉴别诊断

1. 病毒性肝炎;

2. 胆道结石梗阻。

三、进一步检查

1. 乙肝、丙肝、戊肝等肝炎病毒相关检查;糖尿病相关检查;

2. CT 检查或重复 B 超检查了解胆道及胰头部情况;

3. 内镜逆行胰胆管造影(ERCP)。

【病例 2 分析】

一、诊断及诊断依据

(一)诊断

1. 缺铁性贫血;

2. 消化道肿瘤?

（二）诊断依据

1. 缺铁性贫血 有贫血表现如心慌、乏力、面色较苍白,大便有时发黑,隐血(＋);血检提示小细胞低色素性贫血,有关铁的实验室检查也支持诊断。

2. 消化道肿瘤 中年以上男性,有时上腹隐痛不适,疼痛无规律,大便有时发黑,多次大便隐血(＋),发病后体重有减轻。应考虑消化道肿瘤可能。

二、鉴别诊断

1. 消化性溃疡或其他胃病;

2. 慢性病性贫血;

3. 铁粒幼细胞性贫血。

三、进一步检查

1. 纤维胃镜及组织病理检查、全消化道造影、钡灌肠或肠镜检查;

2. 血清癌胚抗原 CEA;

3. 骨髓检查和铁染色;

4. 腹部 B 超或 CT。

【病例 3 分析】

一、诊断及诊断依据

（一）诊断

1. 糖尿病 2 型;

2. 糖尿病周围神经病变;

3. 糖尿病肾病。

（二）诊断依据

1. 患者 54 岁发病,有典型糖尿病症状:多饮、多尿、多食、消瘦十余年。空腹血糖≥7.0 mmol/L。考虑糖尿病 2 型可能性大。

2. 有糖尿病症状十年后,出现下肢麻木,时有针刺样疼痛,感觉减退,膝腱反射消失,支持糖尿病周围神经病变。

3. 有糖尿病症状十年后,出现下肢水肿,尿蛋白(＋),支持糖尿病肾病诊断。

二、鉴别诊断

1. 糖尿病 1 型;

2. 慢性肾小球肾炎。

三、进一步检查

1. 胰岛素和血清 C 肽测定、糖化血红蛋白测定(分型及指导治疗);

2. 尿清蛋白测定、24 小时尿蛋白测定、肾功能检查(了解肾脏损害程度);

3. 肝功能检查、血脂检查、心电图、心脏超声心动检查(了解其他脏器损害程度)。

【病例 4 分析】

一、诊断及诊断依据

（一）诊断

1. 尿毒症(慢性肾小球肾炎?);

2. 代谢性酸中毒。

（二）诊断依据

1. 尿毒症依据 夜尿增多转为少尿、水肿，面色苍白，红细胞 2.80×10^{12}/L，血红蛋白 76 g/L，白细胞 4×10^9/L，尿常规：蛋白（3+），红细胞（+），颗粒管型（2+）；血尿素氮 18 mmol/L，肌酐 450 μmol/L，腹部 B 超：双肾缩小。

2. 代谢性酸中毒依据 少尿，肌酐 450 μmol/L，恶心、乏力、食欲下降。CO_2CP 18 mmol/L。

二、鉴别诊断

1. 狼疮性肾炎；

2. 缺铁性贫血。

三、进一步检查

1. 血抗核抗体、双链 DNA（ds-DNA）抗体测定；

2. 血清铁测定。

四、贫血主要原因分析

贫血是尿毒症病人必有的症状，贫血程度与尿毒症（肾功能）程度相平行，主要原因为促红细胞生成素（EPO）减少。

【病例 5 分析】

一、诊断及诊断依据

（一）诊断

1. 急性白血病；

2. 肺部感染。

（二）诊断依据

1. 急性白血病 急性发病，有发热和出血表现；查体见贫血貌、皮肤出血点，胸骨压痛（+），肝脾肿大；实验室检查：血红蛋白和血小板减少，网织红细胞正常，外周血片见到 20% 的原幼粒细胞；

2. 肺部感染 咳嗽，发热 38 ℃；查体发现右下肺湿啰音。

二、鉴别诊断

1. 白血病类型鉴别；

2. 骨髓增生异常综合征。

三、进一步检查

1. 骨髓穿刺检查及组化染色，必要时骨髓活检；

2. 进行 MIC 分型检查；

3. 胸片、痰细菌学检查。

【病例 6 分析】

一、诊断及诊断依据

（一）诊断

1. 上消化道出血（食管静脉曲张破裂出血?）；

2. 肝硬化（失代偿期）。

（二）诊断依据

1. 有"乙肝"病史及肝硬化门脉高压、腹水体征（蜘蛛痣、脾大、腹部移动性浊音）；

2. 出血诱因明确（进食辣椒及坚硬的烤馒头），有呕血、柏油样便。

二、鉴别诊断

1. 胃十二指肠溃疡；

2. 胃癌；

3. 肝癌；

4. 胆道出血。

三、进一步检查

1. 肝功能检查，乙肝全套检查、AFP、血常规、腹水常规检查；

2. 消化道内镜检查；

3. 肝胆脾 B 超检查。

（高　霞　徐素仿）

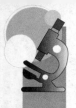

附录1 医学检验综合实训室使用规则

1. 实验室是科学实践的重要基地,要养成严谨的学风和实事求是的科学作风,必须遵守实验室规则。

2. 遵守实验室秩序,听从老师安排,不迟到不早退,不随意缺课,课堂上不得喧哗、打闹、嬉笑、吃东西、玩弄手机等。

3. 保持卫生。进入实验室必须穿白大衣,注意衣冠整洁。禁止随地吐痰,乱放乱扔污物纸屑等。下课后,要留值日生清扫实验室。

4. 爱护公物。显微镜、标本、玻片、玻璃器皿、易损易碎轻拿轻放,谨慎操作,不得擅自带走实验室的一切设备。如不小心打碎玻片标本、大体标本或损坏显微镜部件,要及时告知任课教师,视轻重进行登记,适当赔偿。大型仪器应先阅读说明书,在教师指导下进行操作,不可自行随意打开或进行参数的设置与更改,否则可能造成重大损失。

5. 保证生物安全。做好自身防护,针头等利器不可扎上自己。某些项目应按无菌操作要求进行,一切待检标本均应视作传染性阳性标本,必要时戴口罩、手套。操作完毕,清洗双手。

6. 做好安全工作,值日生离开实验室必须关好水、电、门、窗等。

（严家来　张发苏　陈雨京）

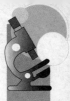

附录2 实训检验（申请）报告单

安徽医学高等专科学校医学检验综合实训室
检验（申请）报告单　　标本号：

姓名　　　　　　年龄　　　　　性别　　　　科室　　　　　门诊号

住院号　　　　　　床号

临时诊断

检查标本

检查目的

医师签字

送检日期

收到时间

检查费　　　　　检验者　　　　审核者　　　　　报告日期

（严家来　张发苏　曹元应）

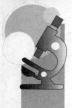

附录3 医学检验综合实训室仪器设备简介

一、全自动血液细胞分析仪

【仪器型号】

BC-5180型。

【生产厂家】

深圳迈瑞医疗国际有限公司。

【仪器简介】

当细胞(或颗粒)通过激光束被照射时,因其本身的特性(如体积、染色程度、细胞内容物大小及含量、细胞核密度等),可阻挡或改变激光束的方向,产生与其特征相应的各种角度的散射光。放置在石英毛细管周围不同角度的信号检测器(光电倍增管)可接收特征各异的散射光,在白细胞检测通道,红细胞被溶解,白细胞接近自然状态。应用VCS技术检测白细胞大小、结构特点等,并形成三维散点图。VCS技术检测病理性异常细胞的散点图位置。测试速度:自动进样不低于60样本/小时;封闭进样不低于50样本/小时。

【功能用途】

适用于血液白细胞计数及分类,红细胞计数,血红蛋白测定,血小板计数,红细胞压积,红细胞体积分布宽度,平均红细胞血红蛋白含量,平均红细胞血红蛋白浓度,平均红细胞体积,血小板体积分布宽度、平均血小板体积和血小板压积等检验,并提供直方图和散点图信息。

二、尿液干化学分析仪

【仪器型号】

URIT-500B型。

【生产厂家】

桂林优利特医疗电子有限公司。

【仪器简介】

采用双波长光度计测试试剂带的颜色变化。所谓双波长,一种光为测定光,是被试剂带的敏感特征光;另一种光为参考光,是被测试带不敏感的光,用于消除背景光和其他杂散光的影响。光线照射到反应区表面产生反射光,反射光的强度与各个项目的反应颜色成正比。不同强度的反射光再经光电转换器件转换为电信号进行处理。光源灯(卤灯)发出的白光通过球面积分仪的通光筒照射到试剂带上,试剂带把光反射到球面积分仪中,透过滤色片,得到特定波长的单色光,照射到光电二极管上,实现光电转换。自动卸条设计使用操作更简单,仪器具有试纸条检测器,自动检测,检测速度更快(500 strips/

h)，最先进的触摸液晶显示器，内置微电脑、中文引导、人机对话。

【功能用途】

适用于尿液中葡萄糖(GLU)、蛋白质(PRO)、胆红素(BIL)、尿胆原(URO)、pH 值(pH)、酮体(KET)、亚硝酸盐(NIT)、白细胞(LEU)、红细胞(BLD)、维生素 C(VitC)等多联干化学项目进行测定。

三、全自动尿沉渣分析仪

【仪器型号】

URIT - 1000Plus 型。

【生产厂家】

桂林优利特医疗电子有限公司。

【仪器简介】

URIT - 1000Plus 全自动尿沉渣分析仪是一种体外诊断仪器，适用于人体尿液中的有形成分的分析和计数，该仪器可对尿液中有形成分进行图像模式识别，最后获得测试数据，为临床诊断提供必要的参考。采用显微摄像技术获得定量样本的图像，通过对图像的处理识别，用于检验人体尿液中红细胞、白细胞、鳞状上皮细胞、非鳞状上皮细胞、透明管型、未分类管型、结晶、细菌、酵母菌、黏液丝、精子等有形成分的数量和形态。由一套多核处理器构成，可承担图片处理的运算任务，保证快速地批量处理样本图片。测试速度：本仪器的测试速度≤61 个/小时。存储容量仪器配有内置存储器，可以存储不小于5 万个样本检测结果。

【功能用途】

采用显微摄像技术获得定量样本的图像，通过对图像的处理识别，用于检验人体尿液中红细胞、白细胞、鳞状上皮细胞、非鳞状上皮细胞、透明管型、未分类管型、结晶、细菌、酵母菌、黏液丝、精子等有形成分的数量和形态。对人类尿液中细胞、管型等有形成分进行定性、定量分析。

四、粪便沉渣工作站

【仪器型号】

XD - F6001A 型。

【仪器厂家】

长沙协大生物科技有限公司。

【仪器简介】

采用"旋转式离心双层单向过滤技术"实现粪便有形成分的离心收集，独创外观性状、隐血实验(OBT)结果阴性过筛，漏检率低。由程序控制送样装置将样本送入指定外观照相位，自动照相，移至混匀离心位，混匀离心过滤，然后移至取样点，由取样针配合进样泵将一定量的待检样本点入 OBT 板，并吸入流动计数池中，通过显微镜对流动计数池中有形成分的放大，由主机控制摄像同步装置对分布在视域内的样本摄取多幅图像进行

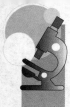

分析处理,仪器采用机器视觉技术,针对不同性质的样本自动采集低倍镜、高倍镜图像及OBT板结果图像;通过软件完成数据接收、数据分析、数据综合等人工智能功能;根据图像处理结果形成标准粪便分析报告,显示打印各种图像。通过系统配置的激光打印机,将分析报告与图像输出。可通过串口与计算机实现通信。采用高精度计数池分时处理样本,工作速度快,综合检测报告时间(OBT测定、镜检、审核报告、打印报告)短;粪便分析报告全面,包括OBT结果、粪便有形成分镜检定量分析、理学指标及粪便有形成分中有形成分的形态学图像;仪器操作简便,需人工干预少,可最大限度地减少操作人员的劳动强度。检测速度:50个/小时;检出率:浓度为6个/μl左右的样本检出率≥98%;准确率偏差:综合识别与计数准确率偏差≤5%;交叉污染:浓度≤5 000个/μl:≤1个/μl;浓度5 000~10 000个/μl:≤2个/μl;联网功能:可通过网络进行信息共享;扩展项目:可扩充进行脑脊液、胸腹水、胃液等项目检测报告;报告格式:综合报告功能(OBT、理学、有形成分计数、图文并茂);数据存储量:≥60 000个,图像采集设备:数码摄像机;显微镜控制:五轴自动控制、载物台聚焦控制精度小于0.5 μm,可自动快速调焦。

【功能用途】

适用于医疗单位检验科,用于消化系统疾病以及感染性疾病的诊断及鉴别诊断,也可应用于临床用药监测、健康普查的常规检查。资料查询:免疫学项目,配合专用测试板可以检测粪便隐血等;镜检项目可检测、确证显微镜图像观察的所有粪便中实际有形成分;理学项目可检测或接收输入标本颜色、性状等理学项目。

五、化学发光免疫分析仪

【仪器型号】

MB－280型。

【生产厂家】

北京泰格科信生物科技有限公司。

【仪器简介】

化学发光免疫分析系统包含两个部分,即免疫反应系统和化学发光系统。免疫反应系统的基本原理与酶联免疫技术(ELISA)相同,常采用双抗体夹心法、竞争法、间接法等反应模式。化学发光系统的原理在于免疫反应中的酶作用于发光底物。发光底物在酶的作用下发生化学反应并释放出大量的能量,同时产生激发态的中间体,当这种激发态中间体回到基态时,可释放出光子。利用发光信号测量仪器即可测量光子量,该光子量与样品中待测物质量成正比,由此可建立标准曲线并计算样品中待测物含量。化学发光免疫分析仪采用敏感的光电子计数系统、完备的数学模型库及先进的测试软件系统,实现对微孔板各孔位的定位,数据采集及分析,测试时间≤4分钟(0.1秒采样、96个标本测试)。

【功能用途】

通过化学发光免疫分析试剂,用于患者体液样本各种抗原或抗体进行分析测定,其结果可作为临床诊断依据。

六、细菌鉴定药敏分析仪

【仪器型号】

HX－21 型。

【生产厂家】

合肥恒星科技开发有限公司。

【仪器简介】

细菌鉴定药敏分析仪是一种操作方便、快捷、自动化、标准化程度高的微生物自动分析系统,用于临床上鉴定各种感染的病原体种类,检测病原体在体外对各类抗生素的敏感性。细菌鉴定药敏分析仪试剂板适用于对临床致病菌进行种类鉴定和抗菌药物敏感性分析。细菌鉴定为定性鉴定,抗菌药物敏感性分析为半定量和定性分析。

根据微生物学有关细菌的各种特性同等重要为理论基础,以每种生化反应特性在不同细菌中出现的概率进行全面分析,通过比较待测菌与分类体系中已知菌的生化特性的相似性,应用数值分类法,识别待测菌的种、型及亚种、亚型;依据 CLSI(临床实验室标准化研究所)对各种抗生素的设定,利用液体稀释法测定细菌对各种抗生素的敏感性结果。自临床标本分离的菌株(已分纯菌株),制备成菌悬液,加入到试剂板中,置于 35 ℃培养箱中孵育 18～24 小时。试剂板中组合有细菌鉴定板块(每个鉴定反应包被有不同的反应基质和生长因子)及药敏试验板块(每个药敏试验包被有不同的培养基和不同浓度的抗生素)。检测系统根据指令自动检测试剂板,并记录下每个微孔的光谱值及吸光度值。分析系统自动处理接收到的信息,鉴定出细菌的种类并分析出药敏试验结果,通过打印机输出报告单。

【功能用途】

能够鉴定出临床常见微生物如肠杆菌、非发酵菌、葡萄球菌、肠球菌、链球菌、阳性杆菌、弧菌、阴性球菌、酵母样真菌、革兰阳性芽胞杆菌、弯曲杆菌、厌氧菌、嗜血杆菌、支原体、分枝杆菌等。对多数细菌能鉴定到种,部分能够鉴定到亚种和亚型。全面和标准的药敏试验结果:药敏试验根据细菌种类不同而专门设计,包括临床使用的各类抗生素。所有标准均依据 CLSI 设定,提供敏感(S)、中介(I)、耐药(R)三个结果并报告最低抑菌浓度(MIC),检测结果具有针对性。

七、智能生化培养箱

【仪器型号】

SPT－P150A 型。

【生产厂家】

合肥达斯卡特科学器材有限公司。

【仪器简介】

本机箱采用优质钢板加工而成,表面为静电喷涂装。双层箱门结构。外门装有双层中空玻璃视窗,内门为可单独开闭的上下两扇玻璃密封门,有效地减少了由于存取式样对箱底内温度的影响。箱内照明采用寿命更长的 LED 冷光源照明灯,可长时间开启不会影响箱内温度。内胆采用镜面不锈钢板制造,使箱内温度均匀性好,经久耐用。控温部分采用高亮度液晶屏显示便于调节。控制系统具有记忆功能被修改过的数据或正在运行的程序,会被自动记忆下来断电或关机数据不会丢失。采用电磁式离心风机,通风系统形成立体微风循环,使箱内温度场分布更为均匀。

【功能用途】

用于微生物鉴定生化反应的培养孵育。

八、全自动洗板机

【仪器型号】

RT-3100 型。

【生产厂家】

深圳雷杜生命科学股份有限公司。

【仪器简介】

全中文操作系统,大屏幕液晶显示,图形化界面。三通道清洗,适用于清洗平、U 和 V 型底酶标板或条,对标准 96 孔或其他类型板条均能支持。编程方便,冲洗次数、液量、浸泡时间均可设置,可选择板洗或行洗,亦可跳行冲洗。全自动洗板过程,清洗自动定位,用户可进行手工微调定位,确保精度。清洗头双针设计,减少交叉污染。洗液瓶及废液瓶具有液面感应自动报警功能。8 和 12 针冲洗头可互换,带孵育功能(可选功能)。

清洗液瓶、电磁阀、泵、分配针(分配头细金属管)构成了 RT-3100 全自动洗板机的分配路径,三种清洗液及蒸馏水的分配分别由四个电磁阀控制。清洗液由瓶中抽出,排向分配头,再经分配头的分配针排入酶标板的微孔。用泵吸液,电磁阀控制分配量。吸液针(分配头较粗的金属管)、废液瓶、真空泵构成了 RT-3100 全自动洗板机的吸液路径,由真空泵产生的负压经由废液瓶到达吸液针,微孔内的液体在大气压的作用下进入废液瓶。

【功能用途】

供医疗单位对免疫检验分析的酶标板进行清洗用。

九、酶标分析仪

【仪器型号】

RT-6000 型。

【生产厂家】

深圳雷杜生命科学股份有限公司。

【仪器简介】

试剂开放,无特定限制。自动测量方式,除不含自动加样和洗板功能外,自动测量、计算、显示结果,方便用户操作。大屏幕 WINDOWS 界面,全中文操作界面,用户可编辑输入医院及病人信息。可进行定量或定性检测,多种计算方式。96 孔可视化布板,空白位、对照位、样本位、标准位任意设置,同一板上可同时进行最多 12 个项目的测试。8 通道同时检测迅速准确。形式多样的综合中文报告输出,支持多种品牌系列的外置打印机。具有强大的网络功能与医院内部计算机网络、质量检测中心联网。

【功能用途】

供临床检验科酶标免疫测试分析使用。

十、半自动凝血分析仪

【仪器型号】

RT - 2204C 型。

【生产厂家】

深圳雷杜生命科学股份有限公司。

【仪器简介】

RT - 2204C 是一台网络化的血凝分析仪器。它通过光电感应原理采集样本数据,可广泛应用于出血和血栓性疾病诊断,溶栓与抗凝治疗监测及疗效观察等临床诊断领域。大屏幕汉化界面,触摸屏操作,极大地方便了用户的操作输入。内置多个可编程项目,大容量历史数据存储。形式多样的综合中文报告输出,支持多种品牌系列的外置打印机。强大的网络功能:可与医院内部计算机网络、质量监测中心及雷杜用户服务中心联网,为工作带来极大的便捷。

【功能用途】

适用于对血液进行凝血和抗凝、纤溶和抗纤溶功能分析。

十一、全自动生化分析仪

【仪器型号】

TC6090G 型。

【生产厂家】

江西特康科技有限公司。

【仪器简介】

是通过测定被测物质在特定波长处或一定波长范围内光的吸收度,对该物质进行定性和定量分析。当一定光源发出一束单色光射入被测液体时,透过被测液体的光信号一部分被吸收,另一部分通过溶液转换成电信号,经过转换、运算处理,被该物质吸收的量与该物质的浓度和液层的厚度(光路长度)成正比,从而得知被测物质的浓度(A)。具有 90 个反应杯,同时分析项目 80 项,测量周期 9 秒,测试速度 400 test/h。

【功能用途】

用于定量分析血清、血浆、尿液、脑脊液、胸腹水等样本的临床生化项目测定。

十二、优普医疗纯水制造系统

【仪器型号】

UPS - I 型。

【生产厂家】

成都优普净化科技有限公司。

【仪器简介】

预处理系统,源水先通过有独特外松内紧渐进式结构的 PP 熔喷聚丙烯纤维芯,反渗透系统,反渗透系统是由纯水增压泵和反渗透膜两部分组成,反渗透膜可产生实验室用三级或四级纯水。离子交换系统。紫外系统,在纯水中其杀菌率高达 99% 以上。超滤系统,孔经介于反渗透和微滤之间,为 $0.01\sim0.1\ \mu m$,常用作纯水系统的后处理装置,可截流溶液中的大分子和各种微粒、大分子溶质、细菌、病毒、热源等。储水系统,配置 PE 纯水箱,存储系统产水、恒压系统。pH $4\sim9$。

【功能用途】

用于医院检验科生化仪配套用水。

十三、电解质分析仪

【仪器型号】

IMS-972 型。

【生产厂家】

深圳希莱恒医用电子有限公司。

【仪器简介】

离子选择性电极是一种电化学传感器(又称电极),它可以将溶液中特定离子的活度变化转换成电极电位的变化,其关系符合能斯特(Nernst)方程。所谓"离子选择电极"中之"选择",是指某种传感器只对某种特定离子敏感。例如,钠电极只对溶液中的钠离子敏感,对其他离子则不敏感。以此类推,将各种电极组合,即可同时测定某一样品的各种离子浓度。

电极的关键部分是敏感膜,它一面与样品接触,响应样品中电解质浓度的变化,另一面与电极内充液接触,再通过涂氯化银的银棒,实现离子传导到电子传导的过渡,称之为内导电极。此外还有参比电极,用于提供参考电位,从而形成完整的测量回路。当溶液中的电解质浓度变化时,参比电极的电位不变,从而提供一个测量电位差的参考点。钾、钠电解质分析仪由微处理机、自动进样系统、离子检测电极、二氧化碳检测系统和全自动进样盘(选配)等组成。所有操作均采用人机对话方式进行。液晶屏显示结果和提示操作信息。采用微型打印机打印样品测量结果等数据。设 YES、NO 两个操作键。采用 A、B 两种校正液对仪器进行定标。离子电极法不需要对样品(尿液除外)稀释,缩短了分析时间,其结果能反映电解质的活性及其变化,此外也杜绝了燃气对实验室环境的污染及意外事故的发生。

【功能用途】

用于测量人体血液、体液中 K^+、Na^+、Cl^-、Ca^{2+}、pH、Li^+、Mg^{2+}、二氧化碳浓度等。

十四、血型血清学离心机

【仪器型号】

TD－3A 型。

【生产厂家】

长春博研科学仪器有限责任公司。

【仪器简介】

铝合金离心转子及挂放微柱凝胶卡的卡架的独特设计,保证离心时微柱凝胶卡孔的轴线与离心方向夹角为零。确保离心后,微柱凝胶卡孔内凝胶界面成水平状态,从而达到了理想的阴、阳性结果。离心机采用全塑壳及不锈钢折页、宝石蓝有机玻璃上盖,使其坚固美观、安全、便于清洁处理。液晶屏显示即时转数,时间采用倒计时法,运行结束停机后盖锁自动打开,并伴有提示音。电机转数:1 500 转/分钟,计时时间:<99 分钟。

【功能用途】

适用于人体血液红细胞实验(红细胞血型鉴定、抗体筛检、鉴定及交叉配血),血小板实验(血小板配型、血小板血型定型、血小板抗体筛检、鉴定)。

十五、免疫微柱孵育器

【仪器型号】

FYQ 型。

【生产厂家】

长春博研科学仪器有限责任公司。

【仪器简介】

FYQ 型免疫微柱孵育器吸取国内、外同类产品的优点,摒弃了以往水浴箱孵育的诸多不便,具有温度稳定,操作简单,经济适用等特点。孵育温度:37.0±1.5 ℃。取代了传统的试管血液凝集反应。

【功能用途】

适用于血站、医院的血库、检验科等血清学检验工作中,应用于血清免疫学、微生物学及生物化学等常规检测。

(陈雨京　严家来)

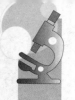

医学检验综合实训室仪器图片

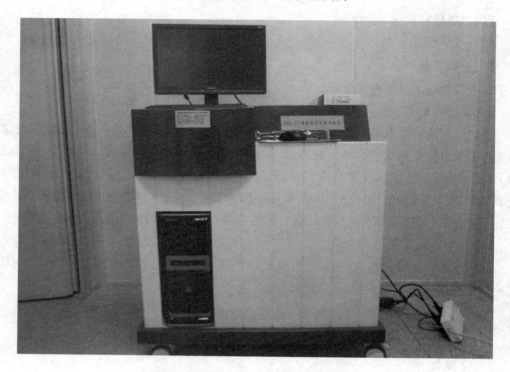

合肥恒星 HX－21 型细菌鉴定药敏分析仪

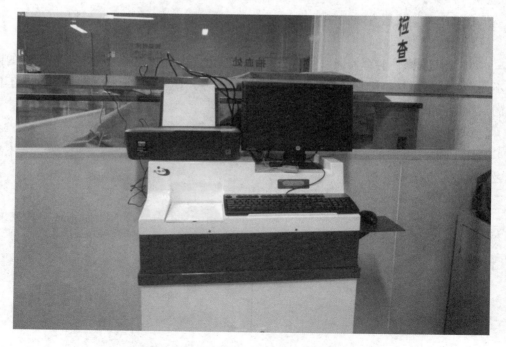

北京泰格科信 MB－280 型化学发光免疫分析仪

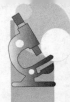

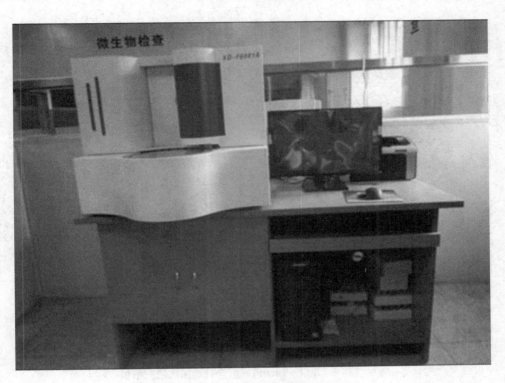

长沙协大 XD‑F6001A 型粪便沉渣工作站

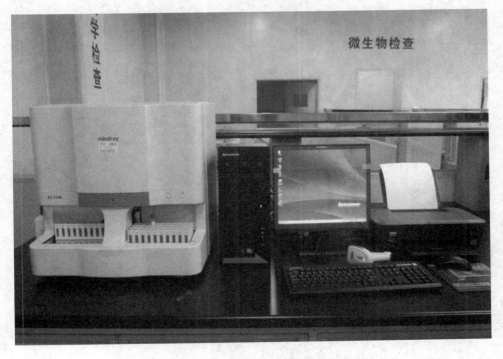

深圳迈瑞 BC‑5180 型全自动血液细胞分析仪

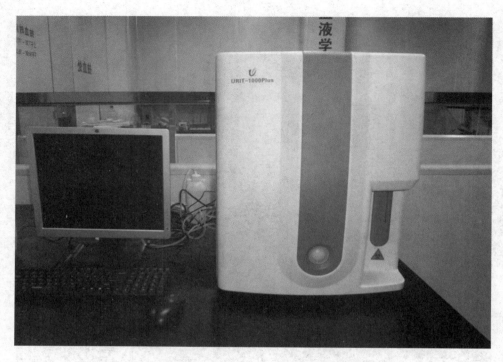

桂林优利特 URIT－1000Plus 型全自动尿沉渣分析仪

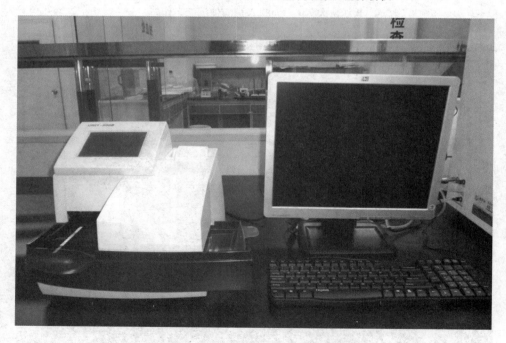

桂林优利特 URIT－500B 型尿液干化学分析仪

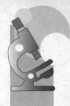

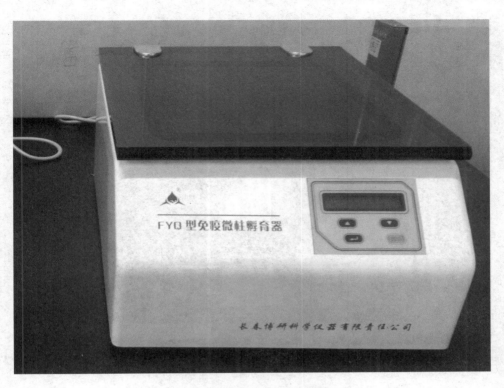

长春博研 FYQ 型免疫微柱孵育器

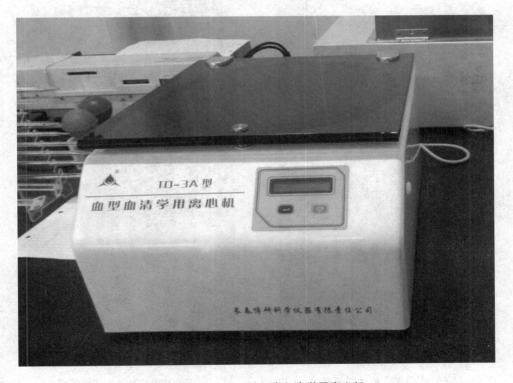

长春博研 TD‑3A 型血清血清学用离心机

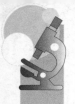
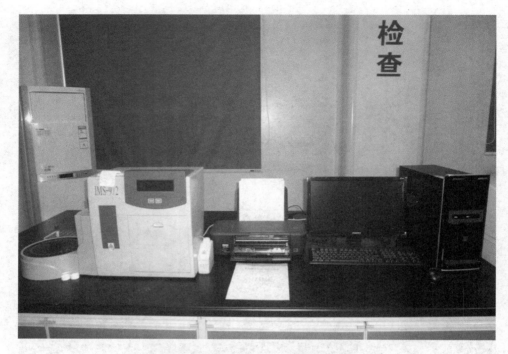

深圳希莱恒 IMS-972 型电解质分析仪

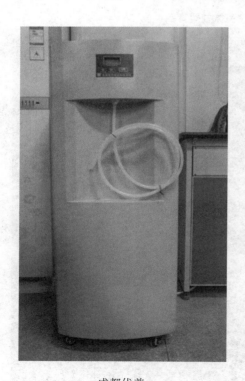

成都优普
UPS-I 型医疗纯水制造系统

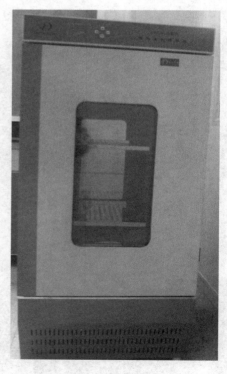

合肥达斯卡特
SPT-P150A 智能生化培养箱

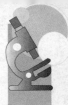

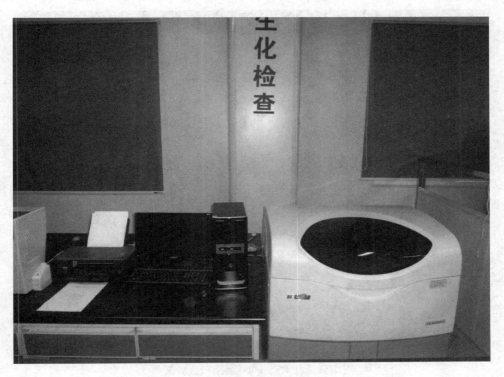

江西特康 **TC6090G** 型全自动生化分析仪

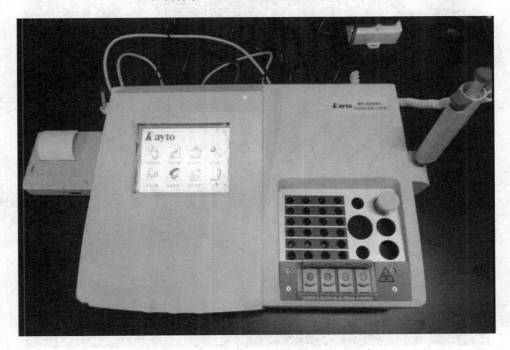

深圳雷杜 **RT－2204C** 型半自动凝血分析仪

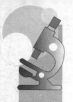

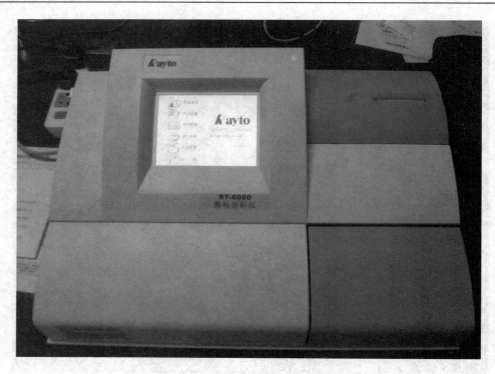

深圳雷杜 RT-6000 型酶标分析仪

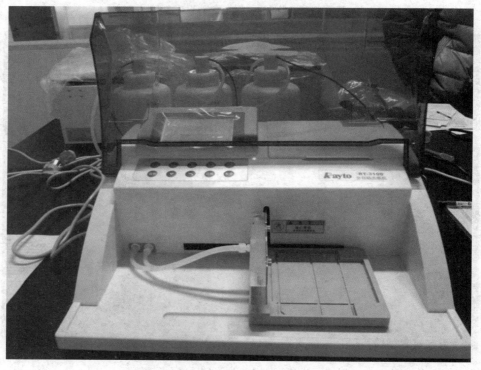

深圳雷杜 RT-3100 型全自动洗板机

（陈雨京　严家来）

附录 4　细菌药物敏感试验药物选择及折点参考表

药物分组	革兰阴性杆菌 抗菌药物	S	R	葡萄球菌属 抗菌药物	S	R	肠球菌属 抗菌药物	S	R	肺炎链球菌 抗菌药物	S	R	除肺炎链球菌外的其他链球菌 抗菌药物	S	R
											抑菌环直径(mm)			抑菌环直径(mm)	
A 组—一级试验常规报告	氨苄西林	≥17	≤13	青霉素	≥29	≤28	青霉素	≥15	≤14	青霉素（1 μg 苯唑西林）	≥20	—	青霉素* 氨苄西林*	≥24	—
	头孢唑啉 头孢噻吩	≥23	≤19	苯唑西林*（头孢西丁纸片）	≥22 ≥25	≤21 ≤24	氨苄西林	≥17	≤16	红霉素	≥21	≤15	红霉素	≥21	≤15
	庆大霉素 妥布霉素	≥15	≤12	红霉素	≥23	≤13				复方磺胺甲噁唑	≥19	≤15			
				克林霉素	≥21	≤14									
				复方磺胺甲噁唑	≥16	≤10									

（续上表）

药物分组	革兰阴性杆菌 抗菌药物	抑菌环直径(mm) S	R	葡萄球菌属 抗菌药物	抑菌环直径(mm) S	R	肠球菌属 抗菌药物	抑菌环直径(mm) S	R	肺炎链球菌 抗菌药物	抑菌环直径(mm) S	R	除肺炎链球菌外的其他链球菌 抗菌药物	抑菌环直径(mm) S	R
	阿米卡星	≥17	≤14	利奈唑胺	≥21	—	利奈唑胺	≥23	≤20	克林霉素	≥19	≤15	克林霉素	≥19	≤15
	氨苄西林/舒巴坦	≥15	≤11	四环素/米诺环素	≥19	≤14	奎奴普汀/达福普汀	≥19	≤15	丁环素	≥23	≤18	万古霉素	≥17	—
	哌拉西林/他唑巴坦*	≥21	≤17	万古霉素			万古霉素	≥17	≤14	万古霉素	≥17	—	头孢噻肟*	≥24(β溶血)/≥28(α溶血)	-(β溶血)/≤25(α溶血)
	阿莫西林/克拉维酸	≥18	≤13	替考拉宁	≥14	≤10				氧氟沙星/左氧氟沙星	≥16/≥17	≤12/≤13	头孢曲松*	≥24(β溶血)/≥27(α溶血)	-(β溶血)/≤24(α溶血)
	头孢呋辛	≥18	≤14	利福平	≥20	≤16							头孢吡肟*	≥24(β溶血)/≥24(α溶血)	-(β溶血)/≤21(α溶血)
	头孢吡肟*	≥18	≤14	阿米卡星	≥17	≤14									
	头孢西丁	≥18	≤14	妥布霉素	≥15	≤12									
B组—级试验选择报告	头孢曲松*	≥21	≤13												
	头孢噻肟	≥23	≤14												
	头孢哌酮舒普深	≥21	≤15												
	环丙沙星	≥21	≤15												
	左氧氟沙星	≥17	≤13												
	环丙沙星	≥21	≤15												
	左氧氟沙星	≥17	≤13												
	亚胺培南	≥16	≤13												
	美罗培南*	≥21	≤17												
	派拉西林*	≥21	≤17												
	复方磺胺甲噁唑	≥16	≤10												

（续上表）

药物分组	革兰阴性杆菌 抗菌药物	S	R	葡萄球菌属 抗菌药物	S	R	肠球菌属 抗菌药物	S	R	肺炎链球菌 抗菌药物	S	R	除肺炎链球菌外的其他链球菌 抗菌药物	S	R
C组补充试验选择报告	头孢他啶*	≥18	≤14	氯霉素	≥18	≤12	高浓度庆大霉素(120 μg)*	≥10	≤6	氯霉素	≥21	≤20	氯霉素	≥21	≤17
	氨曲南	≥22	≤15	左氧氟沙星	≥19	≤15				利福平	≥19	≤16	氧氟沙星	≥16	≤12
	四环素	≥15	≤11	环丙沙星	≥21	≤15	高浓度链霉素(300 μg)*	≥10	≤6	利奈唑胺	≥21	—	左氧氟沙星	≥17	≤13
	米诺环素*	≥16	≤12	氧氟沙星	≥18	≤14							奎奴普丁/达福普汀	≥19	≤15
	氯霉素	≥18	≤12	加替沙星	≥19	≤15							利奈唑胺	≥21	—
				莫西沙星	≥24	≤20									
				奎奴普丁/达福普汀	≥19	≤15									
				庆大霉素	≥15	≤12									
U组仅用于泌尿道	氧氟沙星	≥16	≤12	诺氟沙星	≥17	≤12	左氧氟沙星 诺氟沙星	≥17	≤13						
	诺氟沙星	≥17	≤12	呋喃妥因	≥17	≤14		≥17	≤12						
	呋喃妥因	≥17	≤14	甲氧苄啶	≥16	≤10	呋喃妥因	≥17	≤14						
	甲氧苄啶	≥16	≤10												

注：1. 铜绿假单胞菌：哌拉西林和哌拉西林/他唑巴坦（S≥18，R≤17）。洋葱伯克霍尔德菌：B组头孢他啶；B组美罗培南（16～19），B组米诺环素（15～18）。嗜麦芽窄食单胞菌；B组米诺环素（15～18）。

2. 葡萄球菌对苯唑西林耐药性（MRS）检测：用30 μg头孢西丁代替苯唑西林（检测mecA介导的苯唑西林耐药性），根据头孢西丁结果报苯唑西林敏感或耐药。金黄色葡萄球菌和凝固酶阴性葡萄球菌：头孢西丁（S≥22，R≤21）；头孢西丁（S≥25，R≤24）。MRS对青霉素类、β-内酰胺类、β-内酰胺酶抑制剂复合物、头孢类和青霉烯类应报告耐药。葡萄球菌对万古霉素敏感性应执行MIC试验，纸片法不可靠。

3. 诱导克林霉素耐药试验（"D"试验）：对红霉素耐药而克林霉素敏感或中介的葡萄球菌应进行诱导克林霉素耐药试验，若阳性（出现"D"环），应报克林霉素耐药。

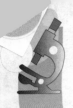

4. ESBL 监测：菌种：克雷伯菌属，大肠埃希菌，奇异变形杆菌（仅当与临床有关菌血症时才对其进行 ESBL 筛选试验）。筛选试验：头孢他啶≤22，头孢噻肟≤27。确证试验：头孢他啶与头孢他啶/克拉维酸两组药物中任何一组，在加克拉维酸后与不加克拉维酸后的抑菌环直径增大值≥5 mm 判定为产 ESBL。所有确证产 ESBLs 菌株应报告对所有青霉素类、头孢菌素类和氨曲南耐药。

5. HLAR（高水平耐氨基糖苷类）监测：菌种：肠球菌 药敏标准：高浓度庆大霉素 S≥10，R≤6，高浓度链霉素 S≥10，R≤6。耐药，提示作用于细胞壁药物（如氨苄西林，青霉素，万古霉素）与一种氨基糖苷类药物联合无协同作用，敏感，则提示有协同作用。

6. 除肺炎链球菌以外其他链球菌对头孢类药敏根据链珠菌落而定：β-溶血链球菌：头孢吡肟、头孢曲松均为（S≥24～）；草绿色溶血链球菌：头孢吡肟（22～23），头孢噻肟（26～27），头孢曲松（25～26）。青霉素及氨苄西林药敏对头孢类药物敏感，对于草绿色溶血链球菌应测试其 MIC。

7. 分离于泌尿道的葡萄球菌、肠球菌和链球菌，对 β-溶血链球菌，氯霉素、克林霉素常规不报告。利福平不能单独用于抗菌治疗。

（房功思 楼 研 杨勇麟 曹元应 张发苏）